ZOONOSIS

Rut Tutusaus Morillo

Zoonosis

Las enfermedades que los animales
te pueden contagiar

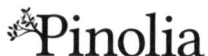

Depósito legal: M-4509-2025
ISBN: 979-13-87556-27-3

Corrección y maquetación: Palabra de apache
Diseño de cubierta: Óscar Álvarez
Impresión y encuadernación: Industria Gráfica Anzos, S.L.U.
Printed in Spain - Impreso en España

ÍNDICE

INTRODUCCIÓN

Las enfermedades no conocen fronteras: zoonosis................... 21

Breve repaso sobre los vectores y su papel en las zoonosis....... 29

Lo que respiras te afecta y con quién te relacionas también:
One Health 33

Enfermedades de declaración obligatoria 39

PARTE 1. ENFERMEDADES ZOÓNOTICAS VÍRICAS

Conociendo a los virus un poco más de cerca 43

Louis Pasteur y Joseph Meister: el primer triunfo de la
vacuna contra la rabia... 47

Mito o realidad: «Me he vacunado frente a la gripe y ya no
me puedo infectar este año».. 59

El gran problema sanitario de África..................................... 65

Pandemia en tiempos modernos: COVID-19 83

Ampliando horizontes 87

PARTE 2. ENFERMEDADES ZOONÓTICAS BACTERIANAS

Breve repaso al mundo de las bacterias.................................. 93

Un simple charco de agua puede que no sea tan
inofensivo: leptospirosis 97

Del campo a la ciudad: brucelosis 105

Una lección del pasado: la tuberculosis bovina 111

Joseph Lister y la antisepsia: listeriosis 119

¿Qué fue antes, la *Salmonella* o el huevo? 125

¿Alguien ha visto a un lindo lorito? Psitacosis o clamidiosis
aviar 137

Las garrapatas, unas compañeras de viaje peligrosas 145

Continuamos con las garrapatas: anaplasmosis 151

Parque Nacional Point Reyes, California: enfermedad de
Lyme 155

Me arañó un lindo gatito: bartonelosis o enfermedad del
arañazo de gato 159

El traje con el que se intentó detener a la muerte: la peste 167

Resumen de las principales zoonosis bacterianas 173

PARTE 3. ENFERMEDADES ZOONÓTICAS PARASITARIAS

Conocimientos previos de parasitología 179

Una amenaza invisible de nuestros amigos felinos:
Toxoplasma gondii 183

Esto va de insectos flebótomos (*Phlebotomus* spp.,
Lutzomyia spp.) 189

¿Empiezas a tener picores al ver a un perro rascarse con
intensidad? Sarna sarcóptica 193

Un parásito que se oculta en los quistes: hidatidosis 197

Una de las infecciones parasitarias más comunes: giardiosis 203

Toxocariasis, la enfermedad olvidada 207

Resumen de las principales zoonosis parasitarias 211

Referencias bibliográficas 215

A mi marido por estar ahí siempre.

A mis hijos: a Pelayo por alegrarme la vida, a mi pequeña Teresa que nacerá pronto y a nuestros tres angelitos que cuidan de nosotros desde el cielo y que ya disfrutan de sus abuelos.

Y especialmente a ti, mamá, por darme la vida, por tu vida de sacrificio sin quejas, por ayudar siempre con una sonrisa y por tu alegría. Aunque me has dejado un listón altísimo como madre, que creo que nunca llegaré a alcanzar, al menos tengo la gracia de poderte llamar mamá.

Os quiero

INTRODUCCIÓN

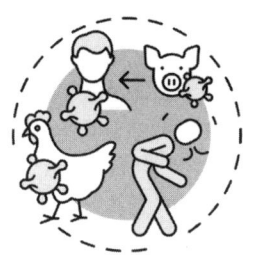

A ntes de entrar de lleno y aprender —¡y mucho!— sobre algunas de las enfermedades que nos rodean, tomémonos un momento para recordar algunos conceptos esenciales. Si has estudiado Ciencia, muchos de estos términos te resultarán familiares. Pero te prometo que descubrirás algo nuevo. ¡Vamos allá!

El primer concepto clave es el de *zoonosis*. Si no estuvieras familiarizado con la palabra, probablemente ni siquiera habrías prestado atención al título de este libro. Las zoonosis, integrada en la estrategia One Health, ha sido objeto de estudio durante siglos. El médico y patólogo alemán Rudolf Virchow (1821-1902) acuñó este término en el siglo XIX, defendiendo la idea de conexión entre la medicina humana y la veterinaria. El término *zoonosis* apareció por primera vez en su obra *Handbuch der speciellen Pathologie und Therapie*, publicada en 1855, en la que mostraba su estudio acerca de la relación del cerdo con la triquinosis en humanos.

La palabra *zoonosis* proviene del griego *zóon* ('animal') y *nosos* ('enfermedad') y se refiere a aquellas enfermedades de origen animal que pueden transmitirse al ser humano. Como vemos, comprender el origen etimológico de las palabras no solo enriquece nuestro vocabulario, sino que también nos ayuda a entender mejor los conceptos.

En este momento, es posible que te estés preguntando: ¿cualquier enfermedad animal puede afectar a los seres humanos? La respuesta es un rotundo NO. Muchas enfermedades animales no logran enfermarnos porque nuestro cuerpo, por su genética e inmunidad, no ofrece el ambiente adecuado para que sobreviva el agente etiológico o causal.

Aquí ya hemos introducido otro concepto: *agente etiológico.* Con este nombre nos referimos a un organismo vivo con capacidad para reproducirse y provocar una enfermedad en el organismo en el que se encuentra.

Las bacterias, los virus, los hongos y los parásitos son los agentes causales o etiológicos más importantes, es decir, los organismos responsables de causar enfermedad. Más adelante se explorarán sus características básicas, al ser de relevancia para entender cómo pueden causar patología.

Ahora bien, ¿cómo llegan las enfermedades de los animales a los humanos? Una de las formas de contagio más comunes es el contacto directo. Las personas que conviven o trabajan con animales domésticos (veterinarios, ganaderos o personal de mataderos) tienen un mayor riesgo de contagiarse de alguna enfermedad.

Sin embargo, además del contacto directo, existe otra vía importante de contagio que es el contacto indirecto, que se da a través de los vectores. Pero ¿qué son los *vectores*? Son organismos vivos que actúan como «vehículos» de transmisión. Los vectores más habituales son nuestros queridos mosquitos o bien otros artrópodos como las pulgas o las garrapatas. Como veremos más adelante, pese a su diminuto cuerpo, ejercen un papel muy importante en la propagación de enfermedades.

Hemos de conocer también que en los vectores suceden cosas relevantes. En algunos casos, el vector, al actuar como transmisor de enfermedades, no se ve afectado por estas. Este tipo de vectores se denominan mecánicos, y su función consiste en transmitir el agente hacia otros huéspedes y ¡aquí paz y después gloria! Como ejemplos, podemos citar la *Salmonella* y *E. coli.*

Por otro lado, están los vectores biológicos, en los que el patógeno se multiplica antes de transmitirse al huésped. Este es el caso

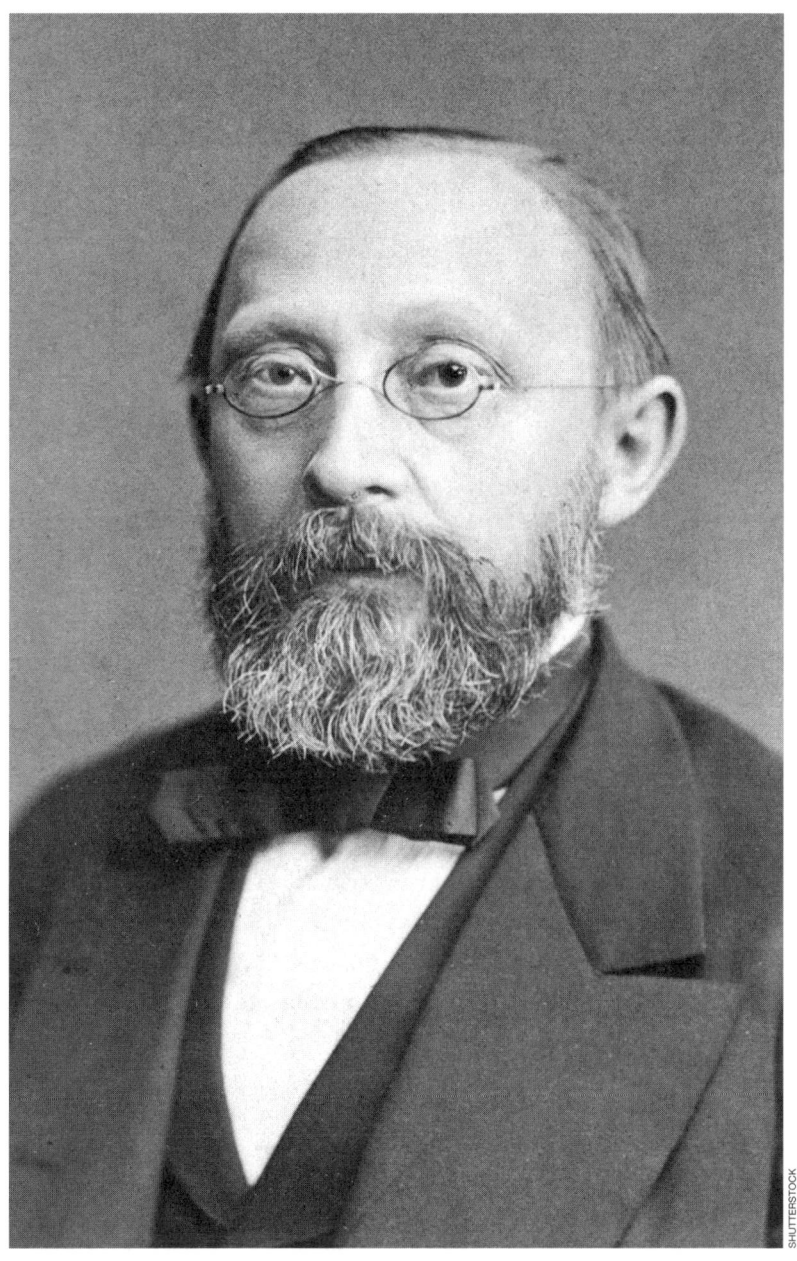

Retrato de Rudolf Virchow, pionero de la patología celular y precursor del concepto One Health. Su trabajo revolucionario sigue siendo fundamental en la epidemiología moderna y el estudio de las enfermedades infecciosas de origen animal.

de los mosquitos que transmiten la malaria o de las garrapatas responsables de la babesiosis.

No todas las enfermedades zoonóticas se transmiten a través de vectores, ni todos los patógenos que transportan afectan directamente al ser humano. Sin embargo, como hemos comprobado, su papel como intermediarios de enfermedad resulta relevante.

En cuanto a los tipos de vectores, muchas fuentes de información los describen exclusivamente como artrópodos, por ejemplo, moscas, mosquitos, pulgas o garrapatas. Pero no todos los vectores pertenecen a este grupo. Existen mamíferos, como los murciélagos en el caso de la rabia, que también pueden actuar como vectores mecánicos. Es importante destacar que muchos de estos organismos, que no son artrópodos, funcionan más como huéspedes intermediarios.

Es interesante explorar algunos datos históricos sobre el descubrimiento de los vectores, un hito que marcó el avance en la comprensión de la transmisión de enfermedades infecciosas. Debemos remontarnos a finales del siglo XIX, concretamente al año 1878, cuando el médico escocés Patrick Manson, conocido como el «padre de la medicina tropical», llevó a cabo una serie de experimentos pioneros. Manson centró sus estudios en observar a pacientes aquejados por distintas enfermedades tropicales.

Durante su carrera como médico e investigador en la India, Patrick Manson dedicó varios años a investigar las filarias, los parásitos responsables de la elefantiasis. En el siglo XIX, esta enfermedad aún no se comprendía pues se desconocían muchos datos importantes, como el agente causante y su transmisión.

En aquella época, la medicina tropical estaba en desarrollo y el conocimiento de la presencia de vectores para la transmisión de enfermedades no se consolidó hasta finales del mismo siglo XIX y principios del XX.

La India, con su alta incidencia de enfermedades infecciosas aún desconocidas en Europa, se convirtió en el epicentro de estudios de muchos médicos e investigadores que buscaban respuestas a los grandes interrogantes médicos del momento.

El trabajo de Manson marcó un antes y un después en el estudio de las enfermedades tropicales. Expuso las primeras evidencias de la función de los vectores en las enfermedades parasitarias al identificar que los mosquitos ingerían microfilarias al alimentarse de sangre humana y las propagaban hacia otros huéspedes.

Al hablar sobre vectores inevitablemente surge otro concepto: el de *huésped*. El huésped definitivo es el organismo en el que el agente patógeno alcanza su madurez sexual, es decir, su desarrollo completo, pudiendo reproducirse y causar enfermedad.

También existe el huésped intermediario, que es aquel en el que el patógeno se desarrolla, pero no alcanza su madurez sexual. Digamos que, en estos huéspedes, el agente pasa su etapa juvenil y adolescencia sin llegar a entrar en la pubertad.

Finalmente, el huésped reservorio sería el que almacena al agente y, por tanto, la infección. En estos huéspedes, el patógeno puede no llegar a provocar sintomatología o causar infecciones crónicas.

Otros tipos de huéspedes menos conocidos pero importantes en el ciclo de transmisión de enfermedades zoonóticas son los huéspedes amplificadores, los accidentales y los paraténicos o de transporte.

Los huéspedes amplificadores representan un verdadero peligro de transmisión, ya que en ellos los patógenos se multiplican rápidamente y pueden incrementar la cantidad de agente infeccioso en muy poco tiempo. Los accidentales son aquellos que no forman parte del ciclo de vida del parásito pero se infectan de manera puntual, y no contribuyen a la propagación del agente.

Y, por último, los huéspedes paraténicos o de transporte representan asimismo un peligro, ya que actúan como transmisores al transportar al agente hacia otros huéspedes. En ellos el patógeno no se multiplica, pero permanece en unas condiciones óptimas que le permiten trasladarse a otro organismo al que enfermar.

Como hemos visto, el contacto directo y el indirecto por medio de vectores son formas de contagio. Ahora nos adentraremos en un tema también relevante en la actualidad: la transmisión de enfermedades a través del consumo de alimentos contaminados.

La carne en mal estado o insuficientemente cocinada, los productos lácteos no pasteurizados o los vegetales contaminados con heces de ganado son ejemplos claros de fuentes de infección y transmisión de enfermedades. Aunque existen rigurosos protocolos de calidad y controles en la cadena alimentaria que minimizan la contaminación de productos, el manejo posterior de los alimentos en nuestras cocinas es un punto crítico que debemos considerar. La manipulación, la limpieza y la cocción de los alimentos pueden transformar un alimento seguro en un vehículo de transmisión de enfermedades.

El ambiente también juega un papel importante en el proceso. Elementos cotidianos como las encimeras, las neveras o los utensilios de cocina pueden ser portadores de patógenos, que fácilmente pasan a los alimentos si no se someten a buenas prácticas de higiene.

A lo largo de este ensayo abordaremos otro concepto clave que es el de *profilaxis*. Esta palabra es de origen griego y está compuesta por el prefijo *pro-*, que significa 'prevención', *y phýlaxis*, 'proteger o guardar'. Por tanto, se puede definir *profilaxis* como todas aquellas acciones que se realizan de forma anticipada para protegernos.

En términos de salud pública, las medidas profilácticas son indispensables para controlar la transmisión de enfermedades. Sin embargo, el conocimiento de las distintas medidas preventivas no debe limitarse al saber científico. Es necesario que esta información sea accesible a toda la población, ya que la prevención es una responsabilidad compartida.

La salud pública no es únicamente competencia del médico, del veterinario o de los expertos en seguridad alimentaria. Cada ciudadano, con sus decisiones diarias, puede contribuir a prevenir o, por el contrario, favorecer la propagación de enfermedades.

Para la transmisión de algunas de las enfermedades que analizaremos, el agente causal puede utilizar también a los fómites, objetos inanimados que actúan como vehículos de patógenos. No son vectores como los mosquitos, sino superficies contaminadas por agentes infecciosos. La limpieza, como hemos visto, es fundamental para evitar este tipo de vía de contagio.

Otro aspecto que debe quedar claro es la diferencia entre epidemia, pandemia y endemia, ya que muchas veces se desconoce qué término se debe utilizar.

En primer lugar, las epidemias suceden cuando una enfermedad aparece con una frecuencia mayor a la esperada en una región en concreto durante un periodo determinado. Cuando esa enfermedad se propaga entre diferentes regiones e incluso continentes, por lo que llega a afectar a nivel global, pasa a considerarse pandemia. Por último una enfermedad puede convertirse en endémica cuando permanece de forma constante en una zona, aunque con un número controlado de casos.

De igual modo, es importante diferenciar entre enfermedades autóctonas y enfermedades importadas. Las autóctonas son todas aquellas enfermedades que existen de forma natural en una zona específica al estar de manera estable el agente causal en esa región. Por otro lado, las enfermedades importadas son aquellas que se introducen en la región a través de animales, mercancías o viajeros.

En el caso de las enfermedades autóctonas, el reservorio o el vector de la enfermedad necesarios para la transmisión se encuentran a nivel local y no afectan a huéspedes de otros lugares, mientras que, en las importadas, la transmisión local no sucede al no estar presentes ni los vectores ni los reservorios en la región.

Acabamos de adentrarnos en el fascinante y complejo mundo de las zoonosis, un tema que exploraremos en profundidad a medida que analicemos las enfermedades más relevantes. Cada zoonosis es un ejemplo vivo de cómo la salud humana, animal y ambiental se encuentran estrechamente conectadas, por lo que entenderlas es un paso clave para prevenir y controlar su impacto en la sociedad

LAS ENFERMEDADES
NO CONOCEN FRONTERAS: ZOONOSIS

Actualmente, se han identificado más de doscientas enfermedades zoonóticas, muchas de las cuales pueden prevenirse con la vacunación y con prácticas de higiene adecuadas. Estas enfermedades pueden ser causadas por virus, bacterias, parásitos e incluso por hongos.

Según la Organización Panamericana de la Salud (OPS) y la Organización Mundial de la Salud (OMS), alrededor del 61 % de las enfermedades infecciosas en humanos son zoonóticas o tienen un componente zoonótico, lo que señala la importancia del enfoque One Health para abordar de manera eficiente la salud global.

Zoonosis emergentes y reemergentes

El concepto de *zoonosis emergentes* ha adquirido una mayor relevancia en los últimos tiempos pues hace referencia a nuevas infecciones o a enfermedades conocidas que han experimentado un aumento rápido en la población. El estudio de estas zoonosis se ha intensificado con la aparición de virus responsables de importantes epidemias, como la del ébola en África Occidental

(2014-2016), la gripe H1N1 (2009) o la COVID-19 (2020). Estos brotes han impulsado el estudio de las diferentes vías de transmisión, muchas de las cuales dependen de la presencia de vectores. También existen las llamadas *zoonosis reemergentes*, que son aquellas infecciones que han cambiado de localización geográfica, han ampliado su rango de hospedadores o han incrementado su presencia en la población.

MECANISMOS DE APARICIÓN Y FACTORES DETERMINANTES

Tres factores son claves en la aparición de las enfermedades zoonóticas: la aparición de nuevos microorganismos o variantes surgidas por mutaciones, la capacidad para cruzar barreras afectando a nuevos huéspedes y, por último, la expansión de la enfermedad a partir de una muestra inicial y reducida de individuos. En cuanto a los factores que facilitan el contagio de enfermedades zoonóticas, es importante remarcar que la exposición a un patógeno zoonótico no implica el contagio de la enfermedad. Existen razones que limitan el desarrollo de la enfermedad en el huésped.

EL AGENTE ETIOLÓGICO

El responsable zoonótico juega un papel importante en la aparición o no de enfermedad. Algunos patógenos presentan una mayor virulencia, siendo mucho más peligrosos, pues pueden incluso provocar la muerte del huésped infectado.

La forma en que se transmiten también influye en el riesgo de infección. Según la vía de transmisión utilizada, las barreras defensivas del organismo serán diferentes. Por ejemplo, la piel actúa como barrera de protección eficiente, ya que no permite la entrada de patógenos. Para que un patógeno externo la atraviese es necesario que haya heridas que faciliten su propagación.

Las mucosas, en comparación, son una barrera menos eficiente. Los agentes que se transmiten por inhalación o que ingresan a través de la boca para alcanzar el aparato digestivo tan solo deben atravesar una mucosa, lo que facilita su propagación por el organismo.

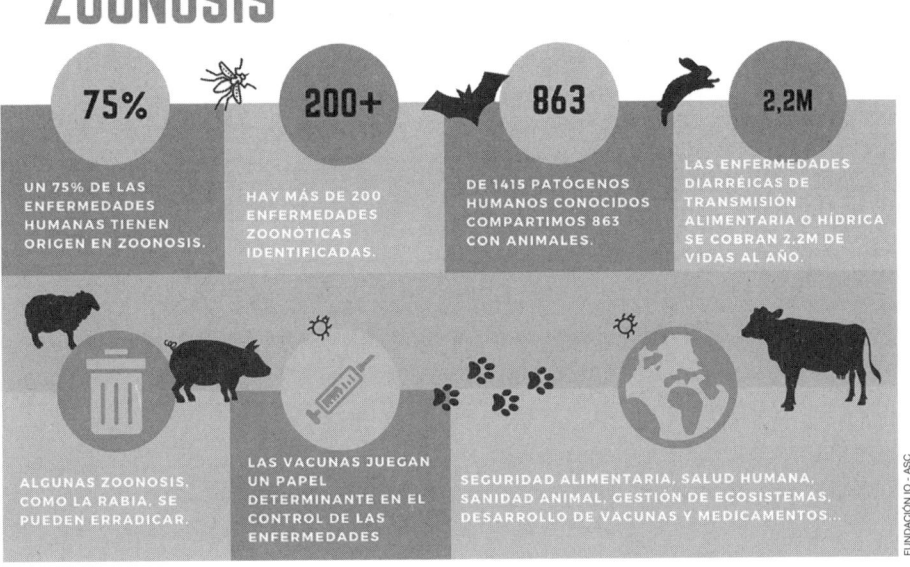

ZOONOSIS

75% — UN 75% DE LAS ENFERMEDADES HUMANAS TIENEN ORIGEN EN ZOONOSIS.

200+ — HAY MÁS DE 200 ENFERMEDADES ZOONÓTICAS IDENTIFICADAS.

863 — DE 1415 PATÓGENOS HUMANOS CONOCIDOS COMPARTIMOS 863 CON ANIMALES.

2,2M — LAS ENFERMEDADES DIARRÉICAS DE TRANSMISIÓN ALIMENTARIA O HÍDRICA SE COBRAN 2,2M DE VIDAS AL AÑO.

ALGUNAS ZOONOSIS, COMO LA RABIA, SE PUEDEN ERRADICAR.

LAS VACUNAS JUEGAN UN PAPEL DETERMINANTE EN EL CONTROL DE LAS ENFERMEDADES

SEGURIDAD ALIMENTARIA, SALUD HUMANA, SANIDAD ANIMAL, GESTIÓN DE ECOSISTEMAS, DESARROLLO DE VACUNAS Y MEDICAMENTOS...

FUNDACIÓN IO - ASC

El tipo de transmisión de cada patógeno nos proporciona información sobre el medio al que está adaptado. Por ejemplo, la vía de entrada del virus de la influenza es el respiratorio, donde se multiplica provocando el cuadro clínico característico de una infección respiratoria. En el caso de que intentara ingresar utilizando otra vía no sobreviviría al no estar adaptado a ese medio.

Los patógenos son, no lo olvidemos, seres vivos cuyo fin principal es sobrevivir y para ello utilizarán cualquier estrategia. Por tanto, su forma de actuar no es tan distinta a la del propio ser humano, que, desde la prehistoria, ha desarrollado herramientas para cazar, se ha organizado en sociedades y ha modificado su estilo de vida para adaptarse. Incluso el lobo se acercó al ser humano para protegerse y encontrar fácilmente alimento. En resumen, todos los seres vivos que existen y que han existido han utilizado las mejores estrategias de supervivencia a su alcance, y los patógenos no se han quedado atrás.

La carga de patógeno, entendida como la cantidad de microorganismos que ingresan en el huésped, influye también en el contagio. Una carga elevada supone una mayor probabilidad de infección en comparación con una carga inferior. También se ha estudiado la relación entre la vía de entrada y la cantidad de patógeno necesaria para causar enfermedad; por ejemplo, la vía inhalatoria necesita una dosis más baja para causar infección en comparación con otras vías como la cutánea.

Por último, otro factor importante es la capacidad de mutación del agente patógeno. Algunos patógenos tienen facilidad para mutar y adaptarse a nuevas vías de transmisión, lo cual es una estrategia de supervivencia cuando no pueden infectar por la vía habitual.

Las mutaciones ofrecen muchas más ventajas al patógeno. Por ejemplo, le permiten evadir la respuesta inmunitaria del huésped, ya que, al realizar cambios en las proteínas de su superficie, consiguen que los anticuerpos no los reconozcan. Un ejemplo bien conocido es el del virus de la gripe, que muta con facilidad y cada año causa enfermedad a través de diferentes variantes. Esta estrategia permite que los patógenos sean resistentes a los tratamientos antivirales y a los antibióticos, lo que representa un problema importante de salud pública. Además, al mejorar su capacidad de adaptación, son capaces de acceder a nuevas especies.

El *huésped*

El otro elemento clave es el huésped. Su genética y su sistema inmunitario harán que la barrera de protección sea más o menos efectiva. De esta manera, personas sometidas a un tratamiento contra el cáncer o con enfermedades que debiliten su sistema inmunitario serán un blanco fácil al que atacar, y los patógenos no muestran caridad alguna. Además, los cambios en el estilo de vida influyen en la transmisión de las enfermedades zoonóticas. Al principio, el reino animal servía al ser humano como alimento y abrigo, pero, una vez cubiertas esas necesidades, comenzó a mostrar interés por los animales como compañía. Esa proximidad aumentó el riesgo de infección de patógenos por contacto directo, ya no solo por consumir alimentos contaminados, sino también por relacionarse de manera más estrecha con los animales.

Los hábitos alimentarios también influyen. Por ejemplo, en el año 2023, el consumo de carne en España aumentó casi un 3 % respecto al año anterior. Este incremento implica un mayor riesgo de infección por consumo de carne contaminada y plantea la necesidad de contar con protocolos de seguridad más estrictos en la cadena alimentaria.

Para garantizar la demanda de alimento de la población se requieren inevitablemente sistemas de producción intensivos. Sin embargo, estos sistemas no están exentos de riesgos: la alta densidad de animales favorece la propagación de agentes patógenos, ya que el contacto próximo entre huéspedes facilita la transmisión. Los espacios reducidos, junto con la alta densidad de animales y la falta de ejercicio físico, incrementan notablemente el estrés del animal, lo que impacta sobre su sistema inmunitario que se vuelve mucho más vulnerable a las enfermedades. No es de extrañar que, en este tipo de ambientes, deba extremarse la higiene, que actúa como un factor de riesgo en las zonas más desfavorecidas del planeta, donde las prácticas higiénicas pueden ser mucho más limitadas.

Finalmente, la pérdida de biodiversidad, el crecimiento urbano y la deforestación son también causas de propagación de enfermedades zoonóticas. A medida que la población crece, va ocupando más espacio natural, lo que implica una disminución de la flora y la fauna de la zona. El efecto dilución, que protegía de la propagación de patógenos zoonóticos, se ve limitado con la eliminación de especies que actuaban como huéspedes de estos patógenos y, por tanto, como barrera natural.

CLASIFICACIÓN DE LAS ZOONOSIS

Las enfermedades zoonóticas se clasifican atendiendo a diferentes características. Una primera clasificación se centra en el agente etiológico, diferenciándolas en zoonosis víricas, mayoritariamente transmitidas por vectores, bacterianas y parasitarias. No obstante, la clasificación más utilizada por la comunidad científica se basa en el mecanismo de transmisión y distingue entre las zoonosis transmitidas de forma directa, indirecta o por el ambiente.

Empezaremos analizando las zoonosis de transmisión directa. Estas enfermedades se transmiten entre animales vertebrados y humanos a través del contacto directo con fluidos corporales (sangre o saliva) de un huésped infectado, aunque también pueden propagarse por medio de aerosoles (estornudos o tos) o por ingestión de alimentos o agua contaminados.

En la siguiente tabla se recogen algunos ejemplos de zoonosis de transmisión directa.

Por otro lado, las zoonosis de transmisión indirecta se propagan gracias a la presencia de vectores o por medio de reservorios inanimados, como el agua, el suelo o los alimentos contaminados. Dentro de este tipo de zoonosis se encuentran las ciclozoonosis, metazoonosis y saprozoonosis.

Bacterias	Virus	Parásitos	Hongos
Brucelosis	Rabia	Toxoplasmosis	Histoplasmosis
Leptospirosis	Influenza	Sarna	Criptococosis
Tuberculosis	Viruela del mono	Hidatidosis	Dermatofitosis
Estreptococosis	Ébola	Leishmaniosis	Candidiasis
Salmonelosis		Triquinosis	Aspergilosis
Enfermedad por arañazo de gato			

En las ciclozoonosis, el agente infeccioso necesita la presencia de al menos dos huéspedes vertebrados para completar su ciclo de vida, sin la intervención de huéspedes invertebrados. Ejemplos de ciclozoonosis son las teniasis humanas y la equinocosis.

En el caso de las metazoonosis, la enfermedad se transmite a través de vectores invertebrados, donde el agente infeccioso se desarrolla y se transmite a otro animal, en este caso vertebrado. Los arbovirus, como el virus del dengue y el virus del Nilo Occidental, son ejemplos de metazoonosis, ya que requieren un artrópodo vector, como un mosquito, para su transmisión. Otro ejemplo es la peste, causada por *Yersinia pestis*, que se transmite a través de pulgas infectadas.

Por último, en la saprozoonosis se necesita un huésped vertebrado y un ambiente, como el agua, el suelo o las plantas, para completar el ciclo de vida e infectar al huésped definitivo. En este caso, el ambiente actúa como reservorio, donde el agente infeccioso se desarrolla hasta infectar a un animal o a un ser humano. Como ejemplos de saprozoonosis encontramos la listeriosis, la toxoplasmosis o la criptococosis.

Una última y menos conocida vía de transmisión, quizá por su menor riesgo, es a través de transfusiones o trasplantes de órganos y tejidos infectados en personas sanas. Aunque, gracias a los estudios previos, es poco probable que suceda.

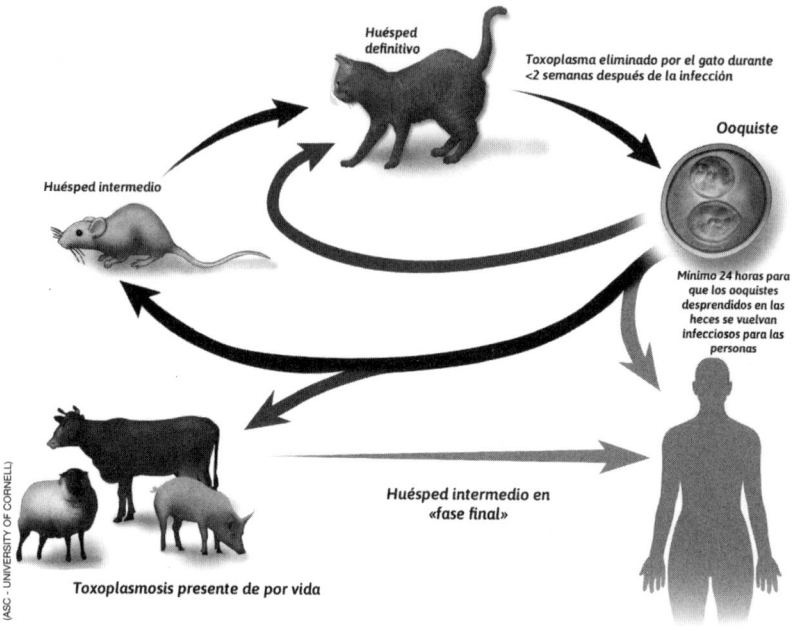

Ciclo vital de Toxoplasma gondii

Huésped definitivo

Toxoplasma eliminado por el gato durante <2 semanas después de la infección

Ooquiste

Huésped intermedio

Mínimo 24 horas para que los ooquistes desprendidos en las heces se vuelvan infecciosos para las personas

Huésped intermedio en «fase final»

Toxoplasmosis presente de por vida

(ASC - UNIVERSITY OF CORNELL)

Hasta el momento nos hemos referido a las enfermedades zoonóticas desde un punto de vista biológico. Sin embargo, las zoonosis no solo son importantes por ser enfermedades que se transmiten de animales a humanos, sino también por el impacto que causan, por ejemplo, en la economía. La presencia de animales enfermos, especialmente aquellos con enfermedades transmisibles al ser humano, tiene un impacto negativo en la cadena alimentaria pues representa un peligro para la seguridad. Por tanto, estos animales deben ser eliminados del sistema productivo, lo que genera notables pérdidas económicas.

La aparición de brotes zoonóticos afecta gravemente a las comunidades rurales que dependen de la ganadería y de la agricultura para subsistir, pues pone en riesgo el trabajo de buena parte de su población. El impacto de la presencia de una enfermedad zoonótica, especialmente de aquellas que se transmiten a través de los alimentos, señala la evidente importancia del enfoque One Health.

BREVE REPASO SOBRE LOS VECTORES
Y SU PAPEL EN LAS ZOONOSIS

E s indispensable conocer las características generales de los denominados vectores para comprender cómo actúan en las distintas enfermedades zoonóticas.

Un vector es un organismo (generalmente, un insecto o un artrópodo) que transmite un patógeno, es decir, que causa enfermedad, de un huésped hacia otro. Un dato relevante es que los vectores directamente no causan la enfermedad, sino que facilitan su propagación.

Existen dos tipos de vectores: los biológicos y los mecánicos. Como ejemplos del primer tipo encontramos el mosquito *Anopheles*, que transmite la malaria, o el *Aedes*, que transmite el virus del dengue. En este tipo de vectores, el agente patógeno no se transmite únicamente entre huéspedes, sino que también se reproduce o se desarrolla. Por tanto, los vectores biológicos son necesarios para la maduración del propio patógeno. En cambio, los vectores mecánicos tan solo cumplen la función de transportar el agente de un huésped a otro.

Aunque trataremos este tema en detalle cuando estudiemos cada una de las zoonosis en los siguientes capítulos, entre los vectores principales se encuentran los mosquitos, responsables de una gran variedad de enfermedades distintas (fiebre amarilla, virus del Nilo Occidental, malaria, zika); las garrapatas, responsables de la transmisión de la enfermedad de Lyme y de la babesiosis, entre otras; las pulgas, que actúan como vectores en la transmisión de la peste bubónica o la tungiasis, y, por último, los flebótomos del género *Phlebotomus*, que transmite la leishmaniosis.

Para que los vectores puedan ejercer su rol de propulsores de enfermedades zoonóticas es importante que también se encuen-

MALARIA

SÍNTOMAS COMUNES

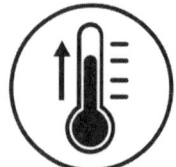  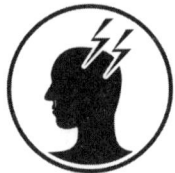 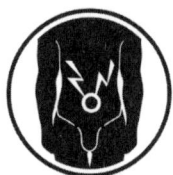

FIEBRE ESCALOFRÍOS DOLOR DE CABEZA DOLOR ABDOMINA

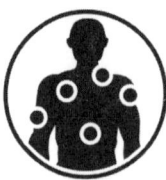 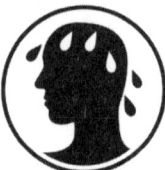  

FATIGA Y DOLOR MUSCULAR SUDORACIÓN DOLOR EN EL PECHO NAÚSEAS Y VÓMITOS

MÉTODOS DE TRANSMISIÓN

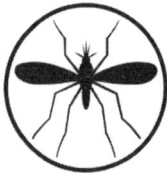 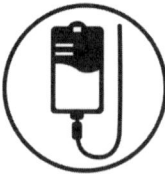  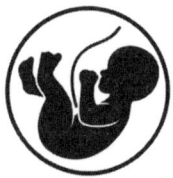

PICADURA DE MOSQUITO TRANSFUSIÓN DE SANGRE PINCHAZO CON AGUJA INFECTADA DE LA MADRE AL BEBÉ

tren en un ambiente propicio para desarrollarse. Factores externos como el clima son determinantes para su correcto desarrollo. Además, elementos como la urbanización y la globalización también influyen.

Los vectores también han tenido que adaptarse a situaciones cambiantes, por lo que han evolucionado para poder sobrevivir. Al igual que el resto de los seres vivos, han desarrollado estrategias para poder vivir en diferentes circunstancias e incluso en distintos huéspedes.

Un aspecto fundamental es el control de los vectores. Actualmente se siguen investigando los métodos preventivos y de control más efectivos frente a los principales vectores. Cuanto más estudiemos a estos organismos, mejor preparados estaremos para protegernos.

El control de vectores mediante insecticidas, el control biológico o el manejo de sus hábitats destacan como principales estrategias. Para algunas enfermedades zoonóticas transmitidas por vectores existen vacunas o tratamientos específicos. Tampoco hemos de olvidar la importancia de la educación y la sensibilización. Las comunidades con mayor vulnerabilidad deben conocer a lo que se enfrentan para poder garantizar su propia salud.

Por tanto, resulta fundamental continuar investigando en nuevas estrategias para el control de vectores y, de hecho, es uno de los asuntos en los que se está poniendo más esfuerzo.

LO QUE RESPIRAS TE AFECTA
Y CON QUIÉN TE RELACIONAS TAMBIÉN:
ONE HEALTH

El concepto One Health (Una Sola Salud), tan utilizado hoy en día por parte de la comunidad científica, ha surgido tras siglos de estudio y descubrimientos acerca de la conexión entre el reino animal, el ser humano y su entorno.

Hemos de hacer referencia a la antigua Grecia y su aportación al conocimiento actual. Hipócrates (c. 460 a. C.-c. 370 a. C.) ya documentó la influencia del entorno en la salud en su obra *Aires, aguas y lugares* (siglo v a. C.). Este pensamiento pionero sentó las bases para entender la salud como una interrelación con el medio natural.

Es interesante observar la historia para entender cómo la humanidad ha llegado a interpretar la salud pública como una interrelación entre el mundo natural, el animal y el ser humano. Lo que hoy en día nos puede parecer obvio e incluso sencillo de comprender ha costado millones de vidas en epidemias como la peste o la gripe. Aunque pueda sonar paradójico, todos estos desastres sanitarios han servido para que ahora contemos con este nivel de conocimiento.

Resulta interesante remontarse al 430 a. C. para conocer de cerca la primera epidemia documentada: la peste que sufrió Atenas durante la guerra del Peloponeso (430 a. C.-404 a. C.). Esta epidemia fue relatada por Tucídides, considerado el primer historiador científico de la humanidad. El conflicto enfrentó a atenienses y espartanos, a causa de la alarma de Esparta ante el incremento del poder de Atenas. Como en cualquier guerra, el desgaste físico y moral afectó a quienes sufrían de forma directa las consecuencias del conflicto. Los ciudadanos sometidos a esta situación límite vieron mermado su sistema inmunitario, siendo mucho más susceptibles al contagio y a la propagación de enfermedades.

CONCEPTO ONE HEALTH

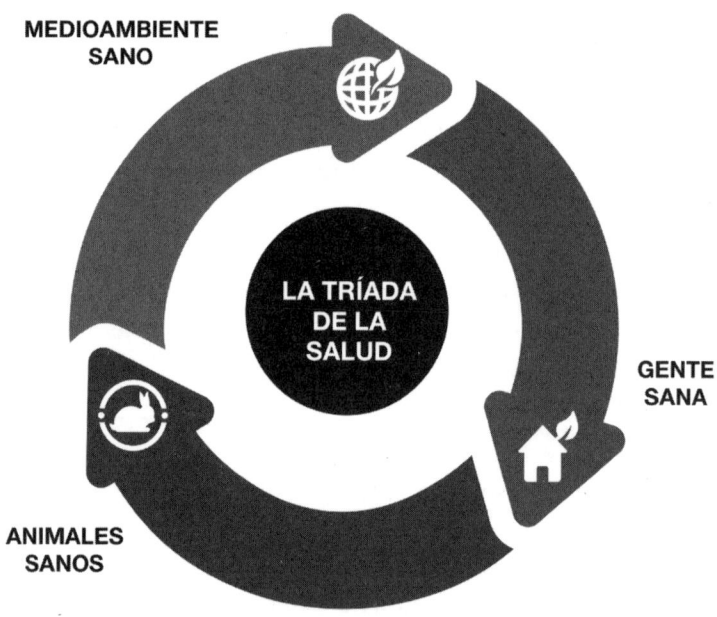

El concepto One Health defiende que la salud humana, animal y ambiental convergen en un equilibrio interdependiente. La colaboración entre disciplinas y sectores es esencial para abordar los desafíos sanitarios globales, ya que nuestra salud colectiva depende de sistemas conectados y de nuestra capacidad para actuar con visión integradora.

La superpoblación provocada por el conflicto, especialmente a causa del desplazamiento de los atenienses rurales a la ciudad, propició un ambiente sanitario deficiente, ideal para la aparición de diversas enfermedades. Los efectos de la peste fueron tan devastadores que se estima que la mitad de la población de Atenas pereció a consecuencia de la epidemia durante la guerra.

Tucídides pudo describir con precisión el cuadro clínico de la peste al haber padecido él mismo sus efectos: fiebre elevada, inflamación ocular, erupciones dérmicas, signos gastrointestinales, como vómitos y diarreas, y sed, entre otros síntomas. La causa exacta de la peste en ese momento se desconocía debido al escaso conocimiento sobre microbiología y parasitología. Sin embargo, como observó Tucídides, era más que evidente que el contacto estrecho con personas enfermas favorecía el contagio.

Tal y como sucedió durante la peste de Atenas y en todas las epidemias que vinieron después, como la peste de Justiniano (541-542 d. C.), se focalizó el estudio en el reconocimiento de signos clínicos para proteger a la población y así evitar el contacto con los enfermos.

A lo largo de la historia, la humanidad se ha visto aquejada por numerosas enfermedades, entre otras, se pueden citar en orden cronológico la peste negra (1347-1351), la gran plaga de Londres (1665), la viruela en América (siglo XVI), la gripe española (1928-1919), la pandemia de VIH/SIDA (de la cual se sospecha un origen zoonótico), la epidemia del ébola (2014-2016) y la reciente pandemia de la COVID-19 (2019).

En el momento de aparición de algunas de las epidemias mencionadas se desconocía el agente causal. Sin embargo, se iba obteniendo información sanitaria relevante al estudiar a las personas fallecidas, lo que, por fortuna para las personas aún no contagiadas, permitía aprender más sobre la enfermedad. Por ejemplo, durante la peste de Justiniano (541-542 d. C.), llamada así por el gobernador bizantino del momento, o durante la peste negra (1347-1351) se desconocía la causa de la enfermedad. No sería hasta el siglo XIX, es decir, 1260 años después, cuando por fin Alexandre Yersin, bacteriólogo y médico sueco, pudo identificar, empleando un microscopio, la presencia de la bacteria causante, a la que llamó *Yersinia pestis*, y además observó la conexión que existía entre las pulgas y los roedores en la transmisión de la peste.

En siglo XVI aún no se comprendían bien los mecanismos de transmisión de las enfermedades, ya que los microorganismos no se podían observar. Los primeros microscopios aparecieron a finales del siglo XVI, pero eran bastante rudimentarios y no captaban elementos tan pequeños. No fue hasta un siglo después cuando se pudieron observar los primeros microorganismos gracias al estudio incesante de nuestro «padre de la microbiología», Anton van Leeuwenhoek. Con ayuda del microscopio fue posible identificar diferentes microorganismos en tejidos de animales muertos y enfermos, y descubrir de este modo a los seres causantes de tanta destrucción.

Este breve repaso no solo nos ha permitido conocer un poco mejor la evolución del conocimiento, sino que además apunta a la necesidad de integrar los conocimientos actuales y establecer de manera más clara la interrelación entre todos los componentes del planeta a través del nuevo concepto One Health. Tanto el medio natural como los animales y el ser humano han ido construyendo y moldeando la historia, lo que incluye, por supuesto, la salud.

Trasladándonos a épocas recientes, se ha de mencionar el trabajo del médico e historiador, Rudolf Virchow (1821-1902), que sirvió para asentar las bases del concepto actual One Health. Sus estudios reflejan la importancia de la salud animal en el ámbito de la salud humana y defienden la necesidad de eliminar las barreras entre ambas medicinas, pues comparten el objeto de servir al conocimiento mutuo. Virchow también contribuyó enormemente a afianzar el concepto actual de salud pública, pues sostenía una visión de la medicina que no solo incluía al individuo como centro de estudio, sino a toda la comunidad.

Junto con Virchow debemos mencionar a uno de sus discípulos más importantes, el médico canadiense William Osler (1849-

1919), considerado el padre de la medicina moderna. Osler fue un gran defensor de los conceptos publicados por su maestro, tanto es así que, gracias a la contribución de ambos médicos, en 1924 se fundó la Oficina Internacional de Epizootias, más conocida más por sus siglas, OIE, y renombrada en 2003 como Organización Mundial de Sanidad Animal (OMSA).

El objetivo de la actual OMSA siempre ha sido el de promover prácticas que garanticen la salud humana y animal evitando la propagación de las epizootias. Una muestra de la relevancia de esta organización es que se creara veinte años antes que la Organización de las Naciones Unidas para la Alimentación y la Agricultura (FAO, 1946) y que la Organización Mundial de la Salud (OMS, 1948), lo que refleja asimismo la importancia de la interrelación entre las dos medicinas.

El siglo XX también implicó notables avances del concepto One Health en el ámbito sanitario. Se desarrollaron algunas de las vacunas más importantes, como las del sarampión, la poliomielitis, la rubéola y las paperas, y el avance tecnológico contribuyó significativamente al avance de la epidemiología.

Aunque, como hemos visto, el paradigma One Health ha sido ampliado por numerosos investigadores y científicos, se debe reconocer el papel de «fundador oficial» al veterinario y epidemiólogo Calvin Schwabe (1927-2006). Este científico promovió el concepto de medicina veterinaria comparada con el fin de impulsar la colaboración entre el campo de la medicina y la veterinaria para entender mucho mejor las enfermedades zoonóticas.

Con la publicación en 1964 de su obra más influyente, *Veterinary Medicine and Human Health*, Schwabe planteó que las bases de lo que denomina «medicina general» se encuentran tanto en la medicina humana como en la medicina veterinaria. Schwabe también fue un gran defensor de una visión de salud pública. Una salud que integra tanto aspectos de seguridad alimentaria como de epidemiología, de zoonosis, e incluso de calidad del entorno, salud mental y ética profesional. Puede considerarse a Schawbe como el sucesor de las ideas defendidas por Virchow y Osler, y es reconocido por ser el padre de la epidemiología médica-veterinaria.

El tripartito formado por la OMS, la FAO y la IOE definió la salud pública como «la suma de todas las contribuciones al bienestar físico, mental y social de los humanos a través del entendimiento y aplicación de la ciencia veterinaria», remarcando así la relación tan estrecha entre ambas disciplinas.

Como hemos constatado, el concepto en sí ha formado parte del mundo científico desde hace tiempo, incluso desde la creación de las Naciones Unidas en 1946. Sin embargo, no fue hasta la epidemia africana del ébola en 2003 cuando se promovió intensamente la integración del conocimiento, con el lema «One World, One health» como reflejo de esta visión global tan necesaria.

La Organización Mundial de la Salud (OMS), la Organización Mundial de Sanidad Animal (OMSA) y la Organización de las Naciones Unidas para la Alimentación y la Agricultura (FAO) firmaron una alianza en la que se comprometían a promover One Health y, de esta manera, impulsar la cooperación entre diferentes sectores científicos y de la salud.

Como apunte actual, la Comunidad Europea reconoció en 2008 la estrategia One Health, estableciendo conceptos y procedimientos de acción. En 2011 se organizó la primera Conferencia Mundial de One Health en Johannesburgo, donde se asentaron las bases para el avance de esta perspectiva científica.

Aún queda mucho trabajo por hacer, ya que muchos países, sobre todo aquellos en vías de desarrollo, todavía se encuentran, en el mejor de los casos, en etapas iniciales de implementación. Resulta curioso comprobar cómo los países que no han reforzado esta corriente presentan sistemas de sanidad pública mucho más deficientes.

En definitiva, One Health no es más que un sinónimo de cooperación entre medicina veterinaria y medicina humana, solo así es posible entender las patologías de una forma más certera.

ENFERMEDADES DE DECLARACIÓN OBLIGATORIA

Existen enfermedades clasificadas como de declaración o notificación obligatoria, lo que significa que, cuando se identifican, se debe informar inmediatamente al centro de salud pública correspondiente.

Cada país elabora su propia lista de enfermedades de declaración obligatoria, aunque generalmente siempre se incluyen aquellas consideradas graves y sujetas a protocolos de vigilancia internacional establecidos por la Organización Mundial de la Salud (OMS).

Los criterios para incluir una enfermedad en esta lista se basan en su impacto en la salud pública, el riesgo potencial de propagación internacional y la probabilidad de tener que implantar restricciones internacionales en viajes o en el comercio. Básicamente todas aquellas enfermedades con un alta mortalidad o morbilidad, de fácil propagación, con una potencia de convertirse en pandemias o epidemias son consideradas prioritarias por su impacto en la salud pública y en la economía.

Gracias a la aplicación de estos criterios y a la colaboración internacional, ha sido posible limitar la propagación de enfermedades altamente contagiosas mediante la adopción de medidas profilácticas una vez identificado un caso puntual.

En los capítulos siguientes abordaremos algunas de las enfermedades zoonóticas incluidas en la lista de declaración obligatoria, como la rabia, la brucelosis, la leptospirosis, la fiebre del Nilo y la fiebre Q, entre otras.

PARTE 1
ENFERMEDADES ZOÓNOTICAS VÍRICAS

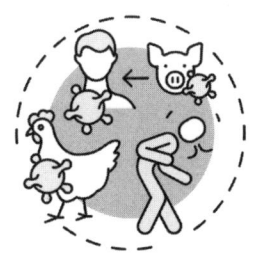

CONOCIENDO A LOS VIRUS
UN POCO MÁS DE CERCA

Los virus son organismos microscópicos y acelulares, es decir, no están formados por células. Aunque no cumplen con todos los requisitos para ser considerados seres vivos, tienen la capacidad de reproducirse, aunque únicamente en el interior de las células que infectan. Para ello utilizan la maquinaria genética y metabólica de sus víctimas ejerciendo un control sobre las células.

A lo largo de la evolución, los virus han llegado a adaptarse a una gran variedad de hábitats vivos, infectando a animales, plantas, bacterias e incluso a otro s virus. Esta capacidad ha hecho posible que se encuentren en casi todos los ecosistemas terrestres.

La existencia de los virus se confirmó en 1899 y desde entonces se han identificado más de cinco mil especies diferentes. Antes de este hito para la ciencia, se pensaba que la acción bacteriana era la causa de muchas enfermedades, ya que no se disponía de microscopios lo suficientemente avanzados como para poder observar a estas formas de vida tan diminutas. La mayoría de los virus son tan pequeños que únicamente pudieron visualizarse mediante los microscopios electrónicos desarrollados en la década de 1930.

Charles Chamberland (1851-1908), un microbiólogo francés asistente de Louis Pasteur (1822-1895), inventó un filtro conocido como filtro de Chamberland, un proyecto innovador que le hizo destacar en el campo de la virología. Este filtro contaba con unos poros mucho más pequeños que las bacterias, de forma que estas eran eliminadas de los líquidos, lo que llevó tanto a Pasteur y como a Chamberland a sospechar de la existencia de patógenos aún más minúsculos. Chamberland no identificó ningún virus en particular, pero el uso de esta herramienta esencial permitió que otros científicos sí lo hicieran.

El origen de los virus continúa siendo un tema de debate en la actualidad. La teoría de los plásmidos sugiere que los virus podrían haber evolucionado a partir de pequeñas moléculas de ADN (plásmidos) que adquirieron la capacidad de infectar células. Otra teoría propone que los virus provienen de bacterias que con la evolución perdieron sus propias estructuras. A pesar de que su origen sigue siendo incierto, parece que hay cierto consenso en que los virus representan una forma de vida muy primitiva, pero no más que las bacterias, puesto que dependen de las células para poder replicarse, por lo que necesitaron de una forma de vida anterior para sobrevivir.

La estructura de los virus es relativamente sencilla, aunque con una maquinaria destructiva potentísima. Están formados por una molécula de ADN o de ARN envuelta por una cápsula proteica que actúa de barrera protectora. En función de su morfología se clasifican en helicoidales (forma de hélice), icosaedros (forma casi esférica, la más común), con envoltura (cubiertos por una membrana lipídica) y complejos (una combinación de diferentes formas).

Otra clasificación define los virus en función del tipo de material genético que contienen, que puede ser ADN o ARN. Los virus ADN llegan al núcleo de la célula huésped para replicarse y pueden ser bicatenarios (doble cadena de ADN) o monocatenarios (una sola cadena). Por otro lado, la replicación de los virus ARN se produce en el citoplasma. El ARN puede ser bicatenario, monocatenario positivo (ARN de cadena simple de polaridad positiva), monocatenario negativo (ARN de cadena simple con polaridad negativa), y monocatenario retrotranscrito (ARN de cadena simple con capacidad para producir ADN a partir de ARN)

La característica que hace especialmente peligrosos a los virus es su elevada capacidad para mutar. Esto los convierte en poderosas armas que causan enfermedad a múltiples huéspedes y en circunstancias muy diferentes. Los virus han sido y son responsables de la muerte de millones de personas.

El mecanismo general de reproducción de los virus consta de diferentes etapas. Primero, el virus se adhiere a la superficie de la célula huésped gracias a proteínas específicas de membrana. Luego introduce su material genético fusionando ambas membranas y, posteriormente, sintetiza partículas virales dentro de la célula, lo que provoca la muerte de la célula y libera al exterior nuevas partículas víricas.

Una diferencia significativa entre los virus y las bacterias es que el ciclo de vida de los primeros es más corto y no pueden ser controlados mediante antibióticos. En su lugar, se necesitan tratamientos específicos, como los antivirales, para controlar la infección. De hecho, el uso indiscriminado de antibióticos para procesos que no lo requieren supone un grave problema para la ciencia, pues se crean resistencias bacterianas que hacen difícil la efectividad posterior de los fármacos.

LOUIS PASTEUR Y JOSEPH MEISTER: EL PRIMER TRIUNFO DE LA VACUNA CONTRA LA RABIA

Seguro que a muchos os suena Louis Pasteur. Su nombre os evoca ciencia y vacunas, y sí, así es, vuestro profesor de Ciencia hizo un buen trabajo. Este científico francés, que, sin ser médico, contribuyó enormemente a la medicina, fue el creador de la primera vacuna contra la malaria, un virus que lleva siglos entre nosotros.

Haciendo honor a la verdad y sin desmerecer su mérito, debe mencionarse que Pasteur basó su estudio de las vacunas en el trabajo del veterinario francés Pierre-Victor Galtier (1846-1908). Galtier destacó por sus estudios sobre enfermedades infecciosas y descubrió la presencia del virus de la rabia en la saliva de perros infectados. Gracias a estos avances, Pasteur logró desarrollar la primera vacuna contra este virus mortal y salvar la vida a un niño de nueve años.

Hoy, tras vivir una pandemia como la de la COVID-19, probar una vacuna nueva puede parecernos común, sin embargo, en 1885, con conocimientos limitados en ciencia y medicina, supuso un gran acto de heroísmo para las generaciones futuras. Tanto Pasteur como el joven vacunado protagonizaron una verdadera hazaña por la que todos debemos sentirnos especialmente agradecidos.

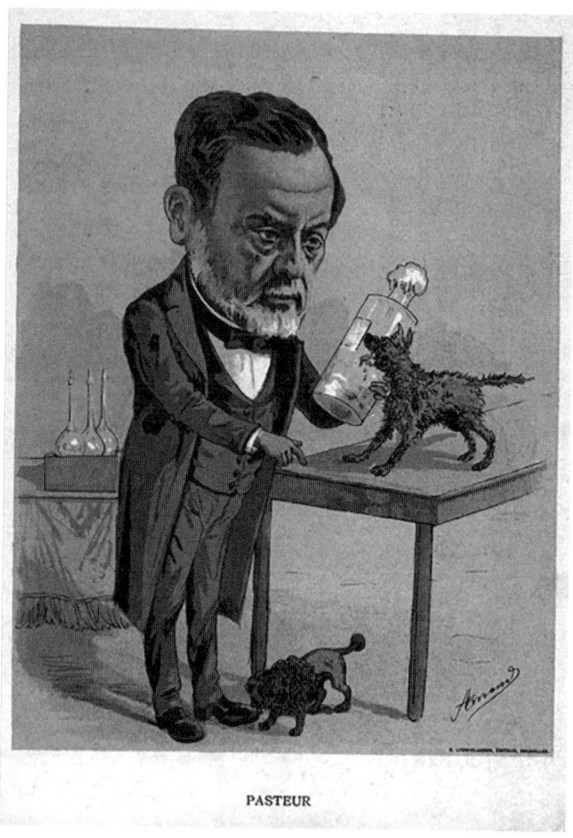

PASTEUR

Caricatura de Louis Pasteur que ilustra sus experimentos con la vacuna antirrábica, un avance que revolucionó la lucha contra las zoonosis.

Retrocedamos a 1885, a un pueblo llamado Meissengott (hoy, Maisonsgoutte) en Alsacia, Francia. A finales del siglo XIX, la ciencia se encontraba en pleno desarrollo y aún faltaba mucho por comprender sobre las enfermedades infecciosas. Muchos patógenos no habían sido identificados, como el virus de la rabia, la bacteria *Salmonella*, *Escherichia coli* o el virus de la gripe, entre otros.

Joseph Meister, un niño de nueve años, jugaba en una granja cercana a su hogar cuando fue atacado por un perro agresivo. Imaginaos por un momento la situación: se sabía que la rabia, una enfermedad mortal que aterrorizaba a la población por el número de muertos que provocaba, se transmitía por la mordedura de animales, principalmente perros y lobos. Por este motivo, tanto en los pueblos como en las ciudades, la gente ponía especial cuidado en no toparse con ningún perro que mostrase signos de agresividad, ya que quien sufría el ataque de un animal rabioso terminaba agonizando entre convulsiones. ¡No me quiero imaginar la angustia de ese niño y de su madre en esos momentos!

Un obrero que se encontraba cerca del lugar de los hechos, al observar las heridas en los brazos y en las piernas del niño, lo recogió y se lo llevó rápidamente al doctor Vulpian, un prestigioso médico y neurocientífico de la época. Vulpian había dedicado muchos años de su carrera al estudio del sistema nervioso y era un referente en la medicina del siglo XIX.

El doctor sabía lo importante que era actuar rápido frente a una mordida, incluso antes de que apareciesen los primeros síntomas, por lo que limpió de manera exhaustiva todas las heridas. Una vez iniciado el cuadro clínico, revertir la situación era realmente difícil, por lo que la infección terminaba provocando la muerte casi con total seguridad.

Pese a su gran labor, el trabajo de Vulpian estaba limitado por el conocimiento de la época. Tras la limpieza y desinfección de las heridas, el médico era consciente de las pocas posibilidades de supervivencia del chaval, ya que era muy probable que el virus ya se hubiera introducido en la sangre y causara la enfermedad.

Por este motivo, Vulpian se dirigió a la madre del niño para aconsejarle que visitara a un científico conocido por sus investigaciones en medicina, Louis Pasteur. El doctor estaba al tanto de los últimos avances de Pasteur en el desarrollo de una vacuna efectiva contra la rabia. En aquel momento, el científico ya era reconocido en el campo de la medicina por el descubrimiento del proceso de la pasteurización y por haber hallado las vacunas de la cólera aviar y del ántrax.

Pasteur sospechaba que la rabia no era causada por una bacteria, pues no pudo observar con el microscopio ningún microorganismo, y tampoco consiguió que creciese nada en los cultivos para bacterias. Ahí fue cuando empezó a considerar que se trataba de algo muy diferente a lo conocido hasta el momento.

En esa época se desconocía la existencia de los virus, pero se lograron avances importantes que permitieron descubrimientos reveladores en un futuro. En el siglo xx, gracias al desarrollo de los microscópicos electrónicos, se pudieron finalmente observar estas formas microscópicas causantes de enfermedad. En cualquier caso, nada de esto impidió que Pasteur lograse obtener una vacuna efectiva.

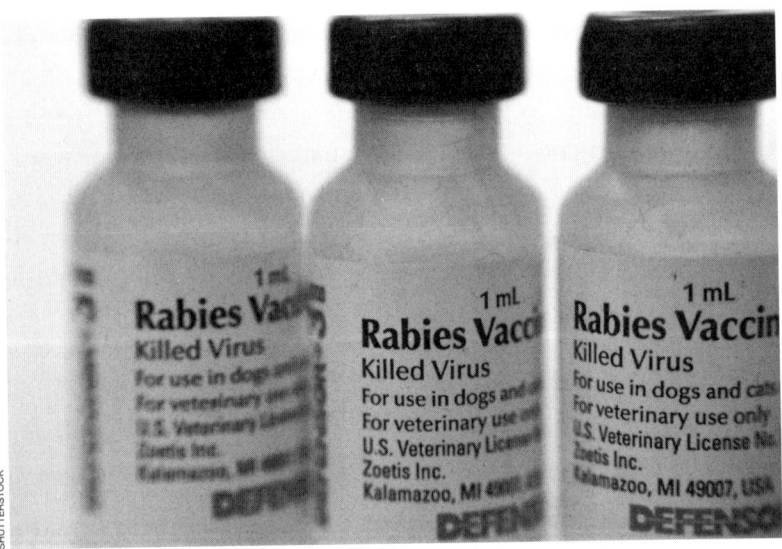

La vacuna antirrábica sigue siendo un pilar fundamental en la protección de la salud global. Su aplicación sistemática en animales domésticos no solo previene esta enfermedad mortal en mascotas, sino que constituye una barrera esencial contra la transmisión al ser humano, ejemplificando perfectamente el enfoque One Health donde la salud animal, humana y ambiental se entrelazan en un único sistema interdependiente.

El empeño de Pasteur por encontrar una cura se debía seguramente al hecho de que en su infancia presenció la muerte de muchas personas a causa de esta enfermedad. Encontrar un remedio
al terrible sufrimiento de estos enfermos supuso un aliciente para
el científico. Durante esos años, Pasteur y su asistente, el médico
e inmunólogo Émile Roux (1853-1933), investigaron posibles tratamientos para evitar tantísimas muertes por rabia. En su investigación, que llegó a incluir a un total de veinte animales, utilizaban
conejos vivos a los que inoculaban el virus. Una vez infectado el
animal, tomaban muestras de médula espinal y las dejaban secar
al aire libre durante distintos periodos de tiempo. Después inoculaban las muestras secas de médula ósea en animales sanos y
observaban si desarrollaban o no la enfermedad.

En función del tiempo de secado de las muestras, entre cinco
a diez días, observaron que algunos animales infectados no desarrollaban signos clínicos importantes y otros ni siquiera llegaban
a infectarse. ¡Pasteur y Roux iban por muy buen camino! Sin saber exactamente cómo habían conseguido reducir la virulencia
del virus. ¡Habían sido capaces de debilitar al virus!

El siguiente paso fue probar la vacuna en perros. Empezaron
inoculando muestras débiles para progresivamente ir administrando muestras de microorganismos más activos, es decir, más frescas,
con menos tiempo de secado. El resultado fue sorprendente, los
perros eran capaces de generar inmunidad frente a la rabia.

Lo más prometedor de los resultados fue la posibilidad de que
los perros ya enfermos pudieran evitar la muerte gracias a la vacunación. Aunque el tiempo transcurrido desde la infección era
un factor clave en el pronóstico, existía al menos una posibilidad
de curación, lo que sin duda era un avance importante.

En el caso del joven Meister, Pasteur tuvo la oportunidad de
probar su descubrimiento cuando se presentó acompañado de su
madre en busca de alguna solución. No creáis que Pasteur no sin-
tió cierto temor ante la idea de probar la vacuna con el pequeño,
de hecho, llegó a consultar a dos profesionales médicos. Al ser la

única alternativa para el muchacho, estos doctores estuvieron de acuerdo en la necesidad de probar este tratamiento experimental. Se trataba de ser el primer paciente en probar una vacuna o de morir de manera angustiosa entre convulsiones.

> El 6 de julio de 1885, a las ocho de la noche, cincuenta horas después de las mordeduras, y en presencia de los médicos, inoculamos en un pliegue de la piel sobre el hipocondrio derecho del joven Meister media jeringa de la médula espinal de un conejo muerto de rabia, secado durante quince días.

Tras ese 6 de julio, al pequeño se le inocularon trece inyecciones en total durante los siguientes diez días. Pasteur siguió el mismo método que había empleado con los conejos, cada nueva dosis era más fuerte que la anterior, presentando una carga vírica mayor y, por tanto, mucho más virulenta. ¡Imaginad el nerviosismo a la hora de inocular la última dosis, la más virulenta, capaz de provocar la enfermedad en una persona sana! Sin embargo, según fueron pasando los días, el niño continuaba sin mostrar ningún signo típico de la rabia.

Habían conseguido un gran hito para la medicina y la ciencia en general. Se acababa de probar la primera vacuna contra la rabia en humanos y había funcionado.

APRENDAMOS UN POCO MÁS SOBRE EL VIRUS DE LA RABIA

Ya hemos adelantado algunos datos relevantes sobre la enfermedad de la rabia, como, por ejemplo, que es provocada por un virus. Concretamente, el virus de la rabia pertenece al género *Lyssavirus* dentro de la familia *Rhabdoviridae*.

La rabia fue descrita en el año 2300 a. C., y, a pesar de los grandes avances, se estima que, en la actualidad, mueren a causa de esta enfermedad alrededor de 60 000 personas al año en el mundo. Las muertes se producen principalmente en el continente asiático y africano, donde el acceso a las vacunas es limitado, y el control de las poblaciones de perros callejeros, más débil.

Este virus es bastante sensible a la luz solar y a las altas temperaturas, por lo que no sobrevive mucho tiempo en el medio ambiente. En la saliva, su hábitat óptimo, puede mantenerse viable hasta veinticuatro horas. Afortunadamente, no ha desarrollado formas de resistencia, lo que representa una ventaja para sus víctimas.

La rabia se transmite principalmente a través de la saliva de animales infectados, mediante mordeduras o arañazos. Aunque menos comunes, existen otras vías de transmisión, como el contacto con materiales contaminados, a través de las mucosas o de lesiones en la piel. La transmisión entre personas es bastante poco frecuente, por lo que no es considerada una vía de transmisión para esta enfermedad.

Este virus ha convivido con el ser humano desde tiempos remotos, lo que le ha permitido adaptarse a diferentes huéspedes. La mayoría de los mamíferos pueden actuar como reservorios y como huéspedes, siendo los más habituales los perros domésticos, diversos carnívoros silvestres y los murciélagos.

Cuando un humano se infecta, por ejemplo, al haber sido atacado por un perro rabioso, el periodo de incubación (tiempo hasta la aparición de los síntomas) suele oscilar entre 1-3 meses. Aunque es poco frecuente, hay casos documentados en los que se ha manifestado la enfermedad al cabo de un año, pero son casos raros y puntuales.

Los factores que determinan la duración del periodo de incubación dependen del estado inmunitario del afectado, de la carga viral y, en el caso de la rabia, del lugar de la mordedura. Cuanto más cerca del sistema nervioso central se produzca la lesión, más corto será el periodo de incubación. En cambio, si las heridas se producen en las extremidades, este periodo será mucho más largo.

En cuanto al cuadro clínico, este atraviesa diferentes etapas. La primera, la fase prodrómica (2-10 días), es inespecífica, con sintomatología general, como, por ejemplo, fiebre, malestar general, cefalea, náuseas y vómitos. Le sigue una fase neurológica, en la que el virus alcanza el sistema nervioso central y provoca diferente sintomatología. Una fase de rabia furiosa (un 80 % la desarrollan) con síntomas neurológicos claros: hidrofobia (espasmos en la garganta al tragar agua), aerofobia (espasmos frente a corrientes de aire), ansiedad, desorientación, agresividad y salivación excesiva.

A esta fase le puede seguir otra conocida como paralítica, que es más común cuando se contrae la enfermedad por mordedura de murciélago. En la rabia paralítica aparece debilidad muscular y parálisis ascendente que puede conducir al paciente a un estado de coma y provocar la muerte por una insuficiencia cardiaca o respiratoria. Sin embargo, esta fase fatal tan solo aparece en un 20 % de los afectados.

Un apunte interesante es que el virus de la rabia tiene predilección, en medicina se denomina tropismo, por las neuronas y concretamente hacia las terminaciones nerviosas. El sistema nervioso está formado por dos tipos de fibras nerviosas: las motoras y las sensitivas. Las fibras motoras son las encargadas de transmitir las señales nerviosas desde el sistema nervioso central (SNC) hacia los diferentes músculos y glándulas, lo que hace posible los movimientos voluntarios e involuntarios. Por otro lado, las fibras sensitivas transmiten información desde los receptores sensoriales del cuerpo hacia el sistema nervioso central, lo que permite percibir los estímulos del entorno y actuar en consecuencia.

Cuando el virus utiliza las fibras motoras, este asciende de forma directa hacia la médula espinal y genera la forma paralítica de la enfermedad. Sin embargo, si utiliza las fibras sensitivas, se desarrolla la forma furiosa al afectar de forma más directa al sistema límbico y a las áreas del cerebro que controlan funciones de la conducta y de las emociones.

Una vez manifestado el cuadro clínico, el pronóstico es grave, sin embargo, el tratamiento precoz ante la exposición es determinante. En el caso de que se administre la vacuna antes de que aparezcan los primeros síntomas es casi preventiva en todos los casos, pero, una vez que estos aparecen, la probabilidad de supervivencia es escasa. Como hemos comentado, el lugar de la mordedura es crucial, siendo aquellas situadas en zonas cercanas al SNC las más peligrosas.

El tratamiento consiste en un lavado minucioso de la herida con abundante agua y jabón durante quince minutos con el fin de evitar que las partículas víricas puedan alcanzar el SNC. El uso de povidona yodada o de alcohol puede ayudar en el proceso al reducir la carga viral.

El tratamiento local se ha de complementar siempre con la vacunación y esta debe administrarse en varias dosis. Se empieza en el día 0 y se continúa el día 3, 7 y 14. En aquellos casos en los que el paciente no haya recibido vacuna previa, se administra también inmunoglobulina antirrábica, responsable de producir anticuerpos pasivos hasta que el organismo sea capaz de producir sus propias defensas.

Por último, en profesiones de riesgo, como veterinarios, personal de laboratorio o viajeros a zonas endémicas, la vacunación preexposición es una medida indispensable para prevenir el contagio. Pese a que es una enfermedad bastante controlable, es necesario la actuación temprana y reforzar sobre todo las medidas de concienciación y prevención en aquellas zonas en las que hay mayor incidencia.

DATOS QUE SEGURO NO SABÍAS SOBRE PASTEUR

Louis Pasteur es reconocido como uno de los científicos más influyentes de la historia por sus revolucionarios aportes en microbiología y química. Entre sus numerosos logros destaca el haber demostrado que las enfermedades infecciosas son causadas por microorganismos en contra de la idea predominante de la generación espontánea. Desarrolló el proceso de pasteurización, método clave para eliminar los microorganismos patógenos en líquidos como la leche y el vino, lo que marcó un antes y un después en la seguridad alimentaria.

Pasteur fue pionero en el desarrollo de las vacunas del cólera aviar (1879), del ántrax (1881) y de la rabia (1885). También destacan sus trabajos sobre fermentación y sus demostraciones sobre cómo la exposición a microorganismos atenuados podía generar inmunidad, lo que le convirtió en fundador de la inmunología.

Los avances de Pasteur revolucionaron la ciencia y despertaron el interés y la admiración de la comunidad científica a nivel internacional. El impacto de sus investigaciones fue tal que llegó a recibir una carta del emperador de Brasil en la que le preguntaba por la posibilidad de hallar una vacuna contra la rabia en humanos.

> Hasta ahora no me he atrevido a intentar nada con los hombres, a pesar de mi propia confianza en el resultado y las numerosas oportunidades que se me han brindado… Temo demasiado que un fracaso pueda comprometer el futuro. Creo que mi mano temblará cuando pase a la humanidad.

Y no es para menos. Pasteur estaba frente a un hallazgo que podría significar la curación de la rabia, una enfermedad que estaba provocando infinidad de muertes en todo el mundo. Además recordemos que no era médico, lo que hace que su valentía y determinación sean aún más notables.

Para entender la magnitud de su trabajo nos hemos de situar en el contexto del siglo XIX, una época marcada por la propagación de muchas enfermedades infecciosas de alta mortalidad, con una sociedad preocupada por no contagiarse de ninguna de las enfermedades que circulaban y que contaba con medios médicos limitados. Esta situación social compleja y la muerte de tres de sus cinco hijos por fiebre tifoidea afianzaron su compromiso con la investigación y su afán por encontrar una cura para muchas enfermedades.

Un dato curioso es que Pasteur rechazó el título de doctor *honoris causa* en Medicina, otorgado por la Universidad de Bonn, en Alemania, por sus estudios en microbiología y sus aportaciones al conocimiento de las enfermedades transmisibles.

Francia se hallaba en una situación crítica bajo el mandato alemán, por lo que Pasteur decidió rechazar el título a través de esta carta al director:

En 1868, la Facultad de Medicina de Bonn me hizo el honor de conferirme oficialmente el título de doctor en Medicina como recompensa por mis trabajos sobre la fermentación y el papel de los organismos microscópicos.

De todas las distinciones que me han valido los descubrimientos que me ha sido dado hacer desde mi entrada en la carrera de las ciencias, confieso que ninguna como esa me ha procurado mayor satisfacción.

A mis ojos era como la legitimación de un pensamiento íntimo, cuya verdad sentía afirmarse más y más, de que mis descubrimientos han abierto horizontes nuevos a los estudios médicos.

Me apresuré a hacer enmarcar el diploma de honor que consagraba la decisión de vuestra Facultad y adorné con él mi gabinete de trabajo. Hoy la vista de ese pergamino se me ha vuelto odiosa y me siento ofendido al ver mi nombre y la calificación de *virum clarissimim* con la cual lo decoráis, colocados bajo los auspicios de un nombre destinado en lo sucesivo a la execración de mi patria, el de Rex Guilelmus.

Profeso altamente mi respeto hacia vosotros y hacia todos los profesores célebres que han suscrito la decisión de los miembros de vuestra orden, pero obedezco a un grito de mi conciencia al venir a suplicaros que borréis mi nombre de los archivos de vuestra Facultad y que recojáis ese diploma, en señal de la indignación que inspiran a un hombre de ciencia francés la barbarie y la hipocresía de aquel que, para satisfacer un orgullo criminal, se obstina en promover la matanza de dos grandes pueblos.

Pasteur recibió la siguiente respuesta por parte de la Universidad:

> El suscrito, decano actual de la Facultad de Medicina de la Universidad de Bonn, ha sido encargado de responder al insulto que habéis osado hacer a la nación alemana en la persona sagrada de su augusto emperador, el rey Guillermo de Prusia, y de enviaros la expresión de todo su desprecio.

Podemos imaginar que el título dispensado le llenaría de orgullo después de estar dedicado en cuerpo y alma a la investigación, pero había algo más importante que un título, la coherencia y los valores.

Por último, como veterinaria y en recuerdo de todos mis compañeros de profesión, quiero recordar estas líneas de su pensamiento sobre esta preciosa labor:

> Ser veterinario es un honor que cuesta, pero, sobre todo, ¡vale la pena! Los veterinarios lo tienen más fácil, porque no son desorientados por las opiniones de sus pacientes.

MITO O REALIDAD: «ME HE VACUNADO FRENTE A LA GRIPE Y YA NO ME PUEDO INFECTAR ESTE AÑO»

Cada año, el Ministerio de Sanidad promueve campañas de vacunación contra la gripe, dirigidas especialmente al sector más vulnerable: ancianos, embarazadas, niños y personas inmunodeprimidas. El virus de la gripe, o influenza, es una enfermedad zoonótica en algunas de sus cepas y es un viejo conocido para la mayoría de nosotros, pues ya hemos padecido su capacidad virulenta alguna vez en nuestra vida.

El virus de la influenza A es el causante de la gripe zoonótica y tiene capacidad para infectar a una amplia variedad de huéspedes, como humanos, aves, cerdos y caballos. Existen, por tanto, diferentes subtipos de influenza A que se transmiten de animales a humanos, algunos de las cuales pueden dar lugar a nuevas variantes peligrosas. Algunos ejemplos conocidos son los subtipos H1N1, H5N1 y H7N9.

Además, existen otros tipos de influenzavirus, como los de las cepas B, C y D. Sin embargo, estos no son considerados zoonóticos. Por ejemplo, la influenza B y C afectan exclusivamente al ser humano, transmitiéndose de persona a persona, mientras que la influenza D afecta al ganado, pero no se transmite al ser humano.

Reservorios naturales de la influenza A

Para entender cómo se transmite el virus de la gripe A, debemos centrarnos en los reservorios naturales de la enfermedad. En primer lugar, los reservorios naturales principales son las aves acuáticas, como los patos, los cisnes o los gansos. Estas especies se encuentran por todo el mundo, lo que ha facilitado la presencia de gripe en cada rincón del planeta.

Cuando un individuo de alguna de estas especies se infecta, puede presentar un cuadro asintomático, lo que permite que el virus sobreviva en su organismo y se propague e infecte a otros individuos. El contagio zoonótico de la influenza aviar a humanos ocurre principalmente por inhalación de partículas contaminadas con el virus, por contacto directo con aves infectadas y por la manipulación y sacrificio de aves enfermas. Además, las aves pueden infectarse con distintos subtipos de influenza A, lo que favorece la aparición de nuevas cepas por las mutaciones genéticas del virus. Estas cepas, a su vez, pueden infectar a los seres humanos y generar brotes zoonóticos, como ocurrió con la pandemia de 2009 (gripe A H1N1).

La alta capacidad de mutación del virus

El virus de la influenza se caracteriza por tener una envoltura formada por glucoproteínas, una cápside y ARN. Gracias a la presencia de glucoproteínas, el virus puede fijarse a la membrana celular del huésped, liberar su material genético y replicarse.

Por su gran capacidad de mutación, el virus de la influenza es considerado como uno de los virus con mayor capacidad para variar su genética, por lo que, aunque una persona se vacune contra la gripe, esta vacuna no le garantiza una protección total frente a la enfermedad.

La gran variabilidad del virus le permite evadir el efecto de la vacuna. Las vacunas se elaboran a partir de las cepas circulantes en ese año o el año anterior, pero pueden no ajustarse a la genética concreta que se encuentra circulando en ese momento al mutar con facilidad y rapidez. Este es el motivo por el que, pese a recibir una vacuna, una persona puede igualmente infectarse.

En definitiva, el virus frente al que nos vacunamos, la influenza A, es zoonótico en algunas cepas. Sin embargo, la vacuna está diseñada para proteger contra las cepas más comunes de cada temporada.

Pese a ello, se ha de reconocer el gran avance en el sector sanitario, ya que cada vez se generan vacunas más efectivas y adaptadas a la constante mutación de cada temporada. Además, se ha de tener en cuenta que la efectividad de la vacuna comienza a aparecer a las dos semanas de su aplicación, lo que también determina su eficacia, ya que se debe administrar cuanto antes, al inicio de la temporada de mayor incidencia de gripe.

En cuanto al cuadro clínico, este varía en función del estado inmunitario del huésped, pero, por lo general, presenta una duración de entre 1-4 días, tiempo en el que el virus se multiplica en el sistema respiratorio aún sin provocar sintomatología. Cuando aparecen los primeros signos clínicos, lo hacen de forma súbita y son diferentes de otras infecciones respiratorias como el resfriado común. Suele iniciar una fiebre como signo predominante junto con escalofríos, astenia (malestar general), tos seca y congestión nasal. La fase aguda suele durar aproximadamente entre 1-7 días y alcanza su pico máximo hacia el día 2-3 para luego comenzar a disminuir en intensidad. La mayor parte de procesos se resuelven al cabo de 7-14 días de duración.

En la población más vulnerable, en personas de más de sesenta años, embarazadas o con enfermedades inmunosupresoras, el cuadro clínico puede agravarse con neumonías, bronquitis e incluso con complicaciones cardiacas, como miocarditis (inflamación del corazón) o encefalitis (inflamación del sistema nervioso central). En esta población, por tanto, la vacunación ha de ser prioritaria, así como la de los profesionales que están en contacto directo con el público, especialmente del sector sanitario.

Hitos históricos

1580

- Se registra la primera epidemia global de gripe, originada en Asia (aunque no se puede afirmar con certeza) y propagada a Europa y España.
- Como dato curioso en Italia se comenzó a designar a esta enfermedad *influenza*, pues se pensaba que tenía una causa astrológica.
- En España, el rey Felipe II se contagió y sobrevivió, sin embargo, su mujer, Ana de Austria, falleció por gripe cuando estaba embarazada de siete meses.

1918

- Pandemia de gripe española causada por la variante H1N1, considerada la más devastadora de la humanidad, con más de cuarenta millones de personas afectadas en todo el mundo. La variante causante de esta gripe fue identificada recientemente, en 2005.
- El apellido *española* no se asignó por su origen, ya que, aunque se desconoce el origen concreto y algunos estudios señalan a Francia, China o Estados Unidos, se sabe que no se inició en nuestro país, sino que se llamó así por las consecuencias derivadas de la no participación de España en la Primera Guerra Mundial. Los países que entraron en guerra no informaron sobre esta situación epidémica para no desmoralizar a las tropas y que se mantuvieran centradas en el conflicto bélico. En cambio, España ofreció una amplia cobertura informativa sobre el contagio y, por tanto, fue el primer país en notificar la presencia del virus.
- La falta de información a la ciudadanía y a la comunidad científica, junto con la falta de inmunidad de la población, pudo contribuir a la elevada mortalidad que provocó esta gripe.

- En España se infectaron alrededor de ocho millones de personas y hubo aproximadamente 300 000 fallecidos. El virus arrasó con la población geriátrica, aunque afectó también a los adultos sanos sin inmunidad previa.
- La gripe española fue tan devastadora que ocasionó más muertes que la propia Primera Guerra Mundial.

1930-1933
- Se aisló por primera vez el virus de la gripe en cerdos (1930), lo que sirvió para entender que el virus tenía capacidad para infectar a los animales también. En humanos se consiguió aislar al poco tiempo (1933), lo que confirmó que la causa de la enfermedad era un virus y no una bacteria como se creía.
- Se inició el desarrollo de las primeras vacunas.

1938 -1945
- La primera vacuna experimental se probó en humanos en 1938.
- 1945 se introdujeron las primeras vacunas contra las cepas de influenza A en humanos. Su distribución se inició en Estados Unidos, donde se administró en primer lugar a los miembros del ejército para extenderla posteriormente a la población general.

1960
- Comenzó la distribución de las vacunas en España. El país había atravesado dificultades económicas y sanitarias derivadas de la posguerra y el gasto en sanidad era escaso. Por este motivo, la vacuna contra la gripe tardó en llegar a nuestra población, lo que incrementó el número de muertes en el país.

EL GRAN PROBLEMA SANITARIO DE ÁFRICA

Á frica es uno de los continentes con mayor diversidad de ecosistemas, que van desde las selvas hasta los desiertos. Aunque esta gran riqueza natural resulta fascinante, también es una fuente de grandes riesgos, pues favorece la propagación de enfermedades infecciosas. El contacto directo de las personas con la fauna silvestre, sumado a la escasez de recursos sanitarios, higiénicos y a la falta de formación y concienciación de la población general, crea un caldo de cultivo óptimo para estas enfermedades.

Alrededor del 60 % de las enfermedades infecciosas conocidas son zoonóticas y muchas son altamente prevalentes en el continente africano. Estudiaremos algunas de estas enfermedades en capítulos posteriores, como la leptospirosis, la brucelosis, la tuberculosis o la leishmaniosis. Sin embargo, a continuación, nos centraremos en analizar las características básicas, con especial atención a la forma de contagio, de un grupo de enfermedades: las fiebres hemorrágicas. Se trata de una serie de enfermedades graves de causa vírica que se caracterizan por presentar fiebre alta, hemorragias (internas y externas) y en algunas circunstancias con alta mortalidad. Nos centraremos en su transmisión y en las medidas preventivas conocidas para evitar el contagio. ¡Allá vamos!

Un pequeño río llamado Ébola

El río Ébola, ubicado en la República Democrática del Congo, da nombre a uno de los virus más letales conocidos: el *virus del Ébola* (EVE). Las áreas principales en las que circula se encuentran en el continente africano. Uganda y la República Democrática del Congo son quizá los países más afectados, donde se han registrado los últimos brotes de enfermedad.

El virus fue identificado por primera vez en 1976 por investigadores belgas, aunque probablemente ya estaba presente en África mucho antes. Su descubrimiento ocurrió al analizar una muestra de sangre de un enfermo con un cuadro clínico característico de fiebre hemorrágica. El problema principal en aquel momento era la dificultad para diferenciarlo *a priori* de otras enfermedades con síntomas similares, como el dengue o la fiebre amarilla, por lo que se confundía habitualmente el origen del proceso.

Los últimos brotes se han dado en zonas rurales aisladas, aunque es importante que las administraciones locales cuenten con un conocimiento básico de la enfermedad para que puedan transmitir la información a la población vulnerable con el fin de hacer frente al virus. Ningún país está libre de riesgo de contagio, pese a que, como se ha mencionado, se dan cada vez menos casos y en zonas aisladas con condiciones higiénicas deficientes. Sin embargo, en 2014 se confirmó el primer caso de ébola en nuestro país. Una auxiliar de enfermería se contagió de ébola después de haber tenido contacto estrecho con un misionero español. Este hecho generó una situación de alarma en otros países que veían el contagio de virus africanos como una circunstancia lejana.

El virus del Ébola pertenece a la familia de *Filoviridae*, conocida por su capacidad para provocar infecciones graves y mortales. Se han identificado seis especies causantes de fiebre hemorrágica.

Aunque aún falta mucha comprensión acerca del desarrollo de la enfermedad, sí que se conocen datos epidemiológicos, lo que permite poder aplicar, al menos, medidas preventivas.

Diferentes especies de murciélagos frugívoros del género *Pteropodidae* (*Hypsignathus monstrosus, Epomops franqueti* y *Myonycteris torquata*) son los huéspedes naturales del ébola. También pueden infectarse otros animales, como monos, chimpancés o gorilas, y actuar como huéspedes intermediarios en la transmisión hacia el ser humano.

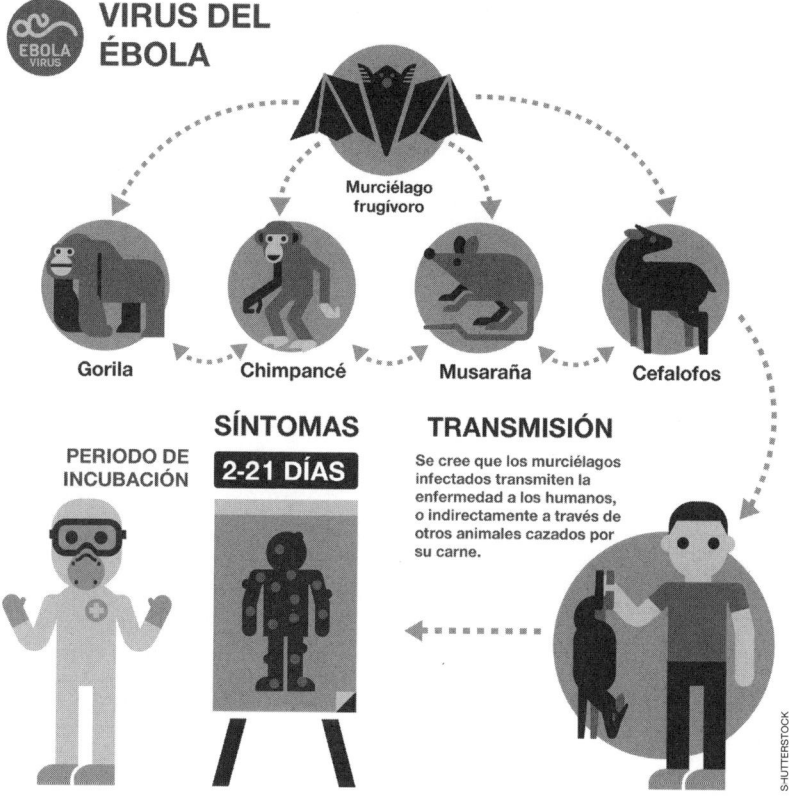

La enfermedad afecta al ser humano por el contacto directo con tejidos infectados, aunque necesita, eso sí, un contacto estrecho. Sin embargo, presenta la ventaja de que no existe transmisión por el aire, ni a través del agua o alimentos contaminados. Los mosquitos tampoco se han identificado como vectores para esta enfermedad, lo que supone una verdadera suerte, ya que, si el virus llegase a adaptarse a estos insectos, la enfermedad se propagaría debido a la facilidad de transmisión que presentan los mosquitos.

El ébola comienza con un cuadro común de fiebre, vómitos, cefaleas y dolor abdominal, entre otros síntomas. A medida que progresa, aparecen signos propios de las fiebres hemorrágicas, como sangrado orgánico, alteración del sistema nervioso, delirios y confusión y fallo multiorgánico (hepático, renal y respiratorio).

Un hecho que conviene destacar es que el mayor riesgo de contagio está hacia el final de la enfermedad y no al inicio, como ocurre en la mayor parte de procesos. En ese momento, la carga vírica es más elevada y la clínica de vómitos, diarrea y expulsión de sangre ayuda a la eyección del virus.

Pese a que la transmisión ha de ser por contacto estrecho con la fuente de infección, la OMS ha informado acerca de las prácticas preventivas, especialmente para aquellas personas que viajen a zonas con brotes, para cooperantes y para el personal sanitario. En general es bastante seguro viajar a las áreas sensibles, pues los casos suelen darse en zonas aisladas y no en las principales ciudades.

La educación comunitaria se ha convertido en la herramienta clave para el control de las enfermedades en África. La concienciación se vuelve muy difícil si interviene la tradición y las creencias religiosas. Los rituales funerarios, como el duelo o la inhumación, son fuentes de contagio al ser frecuente el contacto directo con el cadáver. Aplicar medidas de seguridad en todas aquellas personas que participen en este tipo de actos con el uso de mascarillas y guantes puede reducir el riesgo de contagio.

El consumo de carne de mono, práctica extendida en algunas zonas africanas, es un foco de riesgo para el contagio. El contacto con los fluidos y los tejidos infectados puede infectar al ser humano, por lo que este es también un punto sensible del que se intenta informar a la comunidad.

El tratamiento para el ébola ha sido siempre paliativo, tratando las pérdidas de fluido con fluidoterapia intravenosa, administrando oxígeno, tratando las infecciones secundarias según van apareciendo y aplicando transfusiones de sangre, especialmente en aquellos pacientes que estén con una clínica más avanzada. Sin embargo, actualmente, es posible administrar un tratamiento curativo en muchos casos. El uso de anticuerpos monoclonales, antivirales y la aplicación de vacunas preventivas y experimentales han producido grandes avances en el control de la enfermedad.

EL MOSQUITO MÁS DEVASTADOR DE ÁFRICA

El mosquito *Aedes aegypti* actúa como vector de varias enfermedades infecciosas de gran relevancia por la mortalidad que provocan. Su presencia es especialmente notable en las regiones tropicales y subtropicales del planeta, donde estas enfermedades son endémicas.

Entre las enfermedades transmitidas por este mosquito está el dengue, la fiebre amarilla el zika y el chikungunya. De todas ellas,

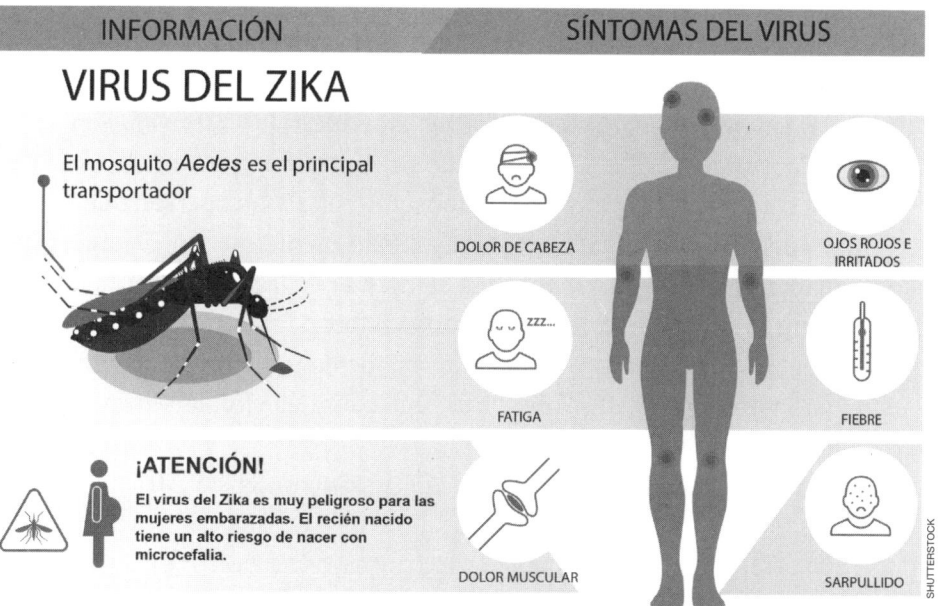

solo la fiebre amarilla y el zika son enfermedades zoonóticas, aunque el zika presenta particularidades al respecto, teniendo un origen zoonótico pero no siendo considerada en la actualidad una zoonosis activa en humanos.

El hecho de que algunas enfermedades transmitidas por *Aedes aegypti* sean zoonóticas y otras no depende de si hay un reservorio animal en el ciclo de transmisión. El dengue no tiene reservorios animales , sino que es el ser humano el que actúa como reservorio principal.

El caso particular de la fiebre amarilla

La fiebre amarilla es una zoonosis causada por un virus de la familia *Flavivirus* y su ciclo de transmisión puede manifestarse en tres formas: el ciclo selvático y el urbano, que tienen lugar en América, y el ciclo intermedio, que aparece en África.

El *ciclo selvático* ocurre en las selvas tropicales de África y América del Sur. El reservorio principal son los monos, que transmiten el virus sin desarrollar la enfermedad gravemente, y los mosquitos que actúan como vectores son *Aedes africanus*, en África, y *Haemagogus* spp. y *Sebethes* spp., en América. La transmisión de la fiebre amarilla ocurre cuando un mosquito pica a un mono infectado. Posteriormente, si el mosquito pica a una persona que se adentra en la selva, puede transmitirle la enfermedad. De esta manera, los humanos se infectan al ingresar en las selvas africanas y entrar en contacto con mosquitos vectores. En este ciclo, el ser humano es un huésped accidental, ya que no participa en mantener la presencia natural del virus, que continúa circulando entre los mosquitos y los monos.

Por otro lado, el *ciclo intermedio* suele aparecer en África, en zonas entre la selva y las áreas rurales o más urbanas. Su reservorio principal son los humanos y los primates y el vector principal es *Aedes aegypti*, aunque otros mosquitos también participan. El mosquito transmite la enfermedad entre monos, humanos y hacia otros mosquitos que pican a los individuos infectados.

Por último, el ciclo urbano se produce en zonas rurales muy pobladas y el único reservorio es el ser humano, sin la intervención de los monos. Los moquitos infectados transmiten la enfermedad a los seres humano s provocando brotes. Aunque la fiebre amarilla es una zoonosis, el ciclo urbano no es considerado como tal, pues no involucra ningún reservorio animal.

El papel relevante del mosquito

La hembra del mosquito es la responsable de la transmisión que ocurre cuando pica a un humano o mono infectado. El virus se replica en el interior de sus glándulas salivales y, cuando vuelve a picar, inyecta las partículas víricas en su víctima, propagando la enfermedad y provocando brotes.

La presencia de agua estancada, fundamental para la reproducción de los mosquitos, y la convivencia cercana entre el ser humano y los primates son dos elementos de mucha sensibilidad para el contagio de la enfermedad.

Aunque durante siglos la fiebre amarilla fue uno de los mayores problemas de salud en África, la vacunación masiva ha llegado a controlar su presencia. Sin embargo, informes de la OMS han alertado de una creciente presencia de la enfermedad en las dos últimas décadas, con unos 200 000 casos al año en África. Seguramente este rebrote se debe a la falta de acceso a la vacunación en zonas rurales, a la deforestación, que afecta a la población de mosquitos, y al crecimiento masivo de las áreas urbanas en el continente sin tener en cuenta las zonas altamente pobladas por el mosquito.

La época colonial contribuyó a la propagación del mosquito, ya que fue transportado desde África a otras partes del mundo por el comercio de esclavos. En los barcos, los mosquitos encontraban el hábitat ideal en el agua almacenada, lo que explica cómo pudieron viajar tan rápidamente. Su gran capacidad de adaptación, que les permite vivir en ambientes más urbanos y distintos a sus hábitats originales en climas tropicales y subtropicales, facilitó aún más la propagación de la enfermedad.

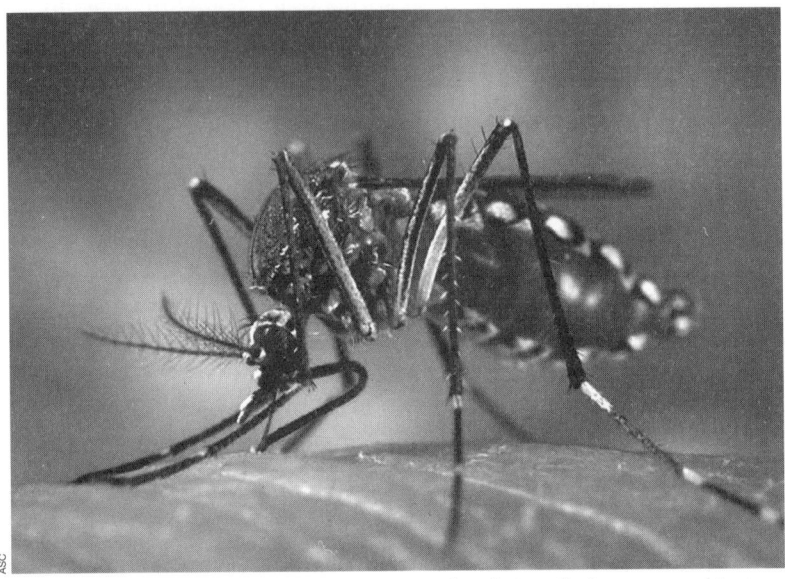

El mosquito *Aedes aegypti* es un vector crucial en la interfaz humano-ambiente, pues transmite arbovirosis como dengue, zika y chikungunya. Su control representa un desafío sanitario global que evidencia la importancia del enfoque integrado entre salud humana y gestión ambiental para mitigar enfermedades transmitidas por vectores.

El cuadro clínico varía desde infecciosas asintomáticas hasta formas graves, que pueden causar lesiones renales, hepáticas y hemorragias.

UNA LUZ DE ESPERANZA

Superar la fiebre amarilla tiene una ventaja importante: el desarrollo de anticuerpos neutralizantes, que son capaces de bloquear la actividad del agente patógeno y que proporcionan inmunidad duradera. Esto, junto con la vacunación y el control de la población de mosquitos, es un motivo para la esperanza de reducir el número de casos en zonas especialmente vulnerables y con menos recursos.

LA AMENAZA CONTINUA DE LOS MOSQUITOS: EL DENGUE

Antes de profundizar en la enfermedad del dengue o dengue hemorrágico es importante aclarar que la forma más común de presentación, el ciclo urbano, no es una zoonosis, ya que no cumple con los requisitos para ser considerado como tal.

Se ha incluido esta enfermedad en el libro por la implicación de los mosquitos, que actúan como vectores, y por presentar el ciclo selvático, que, aunque es menos frecuente, sí se considera una zoonosis. Además, el dengue es una de las enfermedades transmitidas por vectores con más casos en el mundo. Empecemos…

El dengue es causado por el virus del dengue, que tiene varios serotipos, cursando siempre con un cuadro febril. La transmisión se produce por la picadura de la hembra del mosquito *Aedes aegypti* o *Aedes albopictus*.

Al picar a un ser vivo enfermo, la hembra ingiere sangre con partículas víricas que se dirigen a su aparato digestivo, donde se replican. Aproximadamente una semana después, el virus se desplaza hacia sus glándulas salivales, lo que convierte al mosquito en un vector infeccioso durante toda su vida sin causarle daño alguno.

El virus del dengue afecta a distintos sistemas y órganos del cuerpo: en el sistema inmunitario causa una respuesta inflamatoria, en el sistema vascular provoca hemorragias de diferente intensidad, puede dañar gravemente el sistema hepático y afectar a la médula ósea, lo que contribuye al proceso hemorrágico.

Un poco de historia

El origen del dengue se remonta a los años 265-450 d. C., cuando fue incluida en las enciclopedias chinas como una intoxicación por agua. Desde entonces, se han ido produciendo brotes importantes por todo el mundo, por ejemplo, en las Indias Occidentales Francesas, en Panamá, Filadelfia, Australia, Luisiana, Filipinas y un largo etcétera.

España no se libró de su alcancé, así en 2018 se identificó un brote autóctono de baja magnitud en Cataluña y en Murcia, que fue el primero en el país sin constancia de viajes a zonas endémicas por parte de los afectados. En 2019 se produjo otro brote, pero de menor alcance.

El dengue originalmente era una enfermedad enzoótica, es decir, presente de forma constante en una población animal específica o en una región determinada. Se transmitía por la picadura de mosquitos del género *Aedes* a primates en los bosques de África y Asia. El ser humano, con su afán por acaparar territorio, ocupó este hábitat y se expuso a la acción del mosquito, lo que trasladó la enfermedad a las grandes ciudades y expandió sus efectos.

Una característica curiosa

El dengue puede volverse muy virulento debido a un proceso conocido como amplificación o reforzamiento dependiente de anticuerpo (ADE). En el momento en el que una persona se infecta por primera vez por dengue, su sistema inmunitario produce anticuerpos para neutralizar al virus. En el caso de que la persona se infecte de nuevo con otra cepa distinta, esos anticuerpos ya no son efectivos para ese serotipo, por lo que se unirán al virus, pero sin capacidad para destruirlo.

Al no poder eliminarlo, se facilita la entrada de los patógenos a los macrófagos, células especializadas en detectar y destruir a los

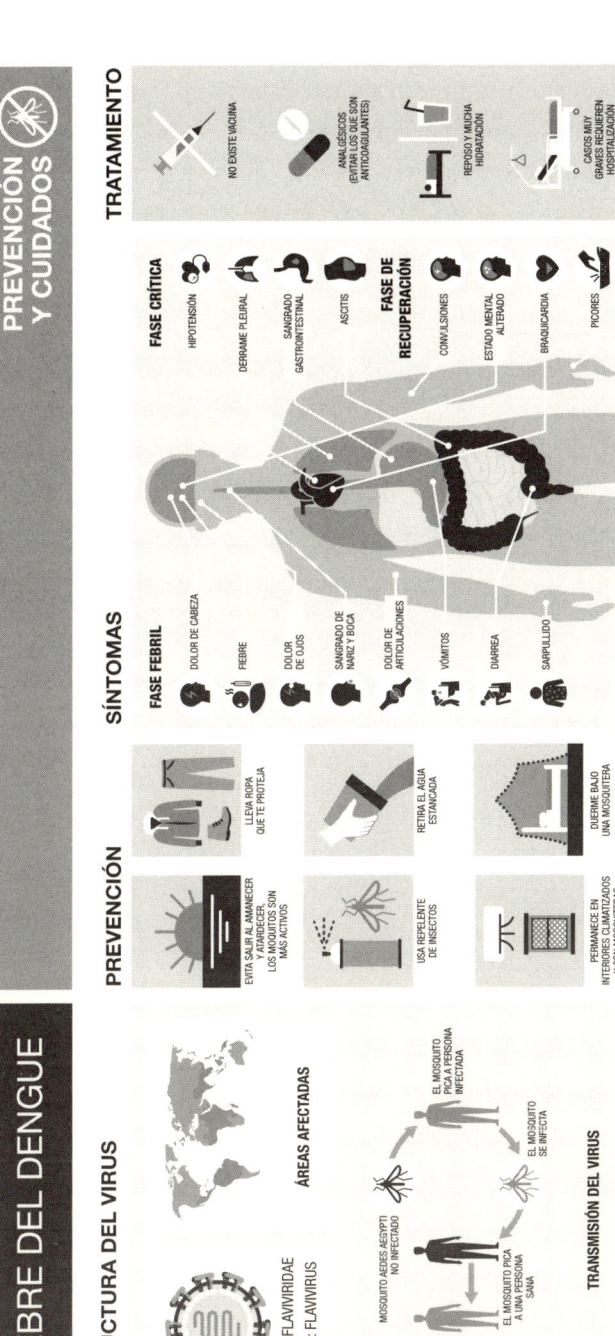

agentes perjudiciales. A esta entrada se la conoce como «entrada mediada por anticuerpos», gracias a la cual el patógeno puede replicarse. El virus, por tanto, encuentra una vía, dirigida por el propio sistema inmunitario del enfermo, para replicarse, y causa una sintomatología mucho más grave que al inicio. Este proceso también ocurre en otras enfermedades, como el zika, la fiebre amarilla y el sida.

El pronóstico del dengue dependerá del tipo de cuadro, siendo el hemorrágico el de mayor gravedad y con un pronóstico reservado. Actualmente, existe una vacuna llamada Dengvaxia, desarrollada por una de las mayores empresas dedicadas a la elaboración de vacunas (Sanofi-Pasteur) y aprobada en 2016 por la OMS. Está indicada para personas que ya han padecido la enfermedad, pues la vacunación hace que sean inmunológicamente más fuertes. Sin embargo, no está recomendada para las personas que nunca han sido afectadas, pues aumenta el riesgo de desarrollar formas más graves de la enfermedad a causa del ADE que hemos comentado anteriormente

El hecho de que el mosquito actúe como vector de estas enfermedades favorece su proliferación y expansión a diferentes continentes. Estos seres vivos diminutos acompañan a las persona en sus viajes y además el comercio internacional también favorece sus desplazamientos por todo el mundo.

VIRUELA EN PLENO SIGLO XXI

En 2022 se detectó un brote global de viruela del mono fuera del continente africano, que es la principal área endémica de esta zoonosis. Aunque no ha sido el primer brote ocurrido fuera de África, ha sido el de mayor magnitud, pues ha afectado a Europa, América del Norte y América Latina.

La viruela del mono se transmite de animales a humanos, pero, en este brote en particular, la transmisión entre personas fue la más relevante. Los actos multitudinarios, como los festivales de música, favorecieron su propagación, así como las relaciones sexuales, pues se transmite con facilidad a través de los fluidos corporales, las secreciones respiratorias y las lesiones cutáneas.

El número de infectados fue elevado, aunque pocos casos presentaron un cuadro grave de la enfermedad. Se instó al aislamiento de las personas infectadas y, pese a no existir un tratamiento antiviral específico para la viruela del mono, se utilizaron otros antivirales para tratar los casos más graves.

Tras la detección de casos en 2022 se inició una campaña de vacunación contra la viruela, acompañada de programas educativos dirigidos a la ciudadanía sobre las principales medidas de prevención.

Viruela del mono

Monkeypox virus (MPXV) es el virus causante de la viruela del mono. Pertenece a la familia *Poxviridae*, la misma que provocó la viruela humana, una enfermedad erradicada a nivel mundial en 1980 gracias al éxito de la vacunación. Aunque su nombre puede causar confusión, el origen del virus no es exclusivo de los monos, ya que también puede transmitirse a través de roedores y otros animales salvajes.

Se le puso el nombre de *viruela del mono* porque el virus fue identificado por primera vez en 1958 en monos de laboratorio en Dinamarca. Desde entonces, se ha observado que los posibles huéspedes son numerosos, incluyendo mamíferos, roedores y otros primates. Los humanos también pueden infectarse al entrar en contacto con fluidos de animales infectados, y pueden transmitir la enfermedad a otras personas.

Se han de considerar también otras vías de transmisión, como el contacto con superficies contaminadas (ropa y utensilios) o a través de mordeduras o arañazos de animales infectados.

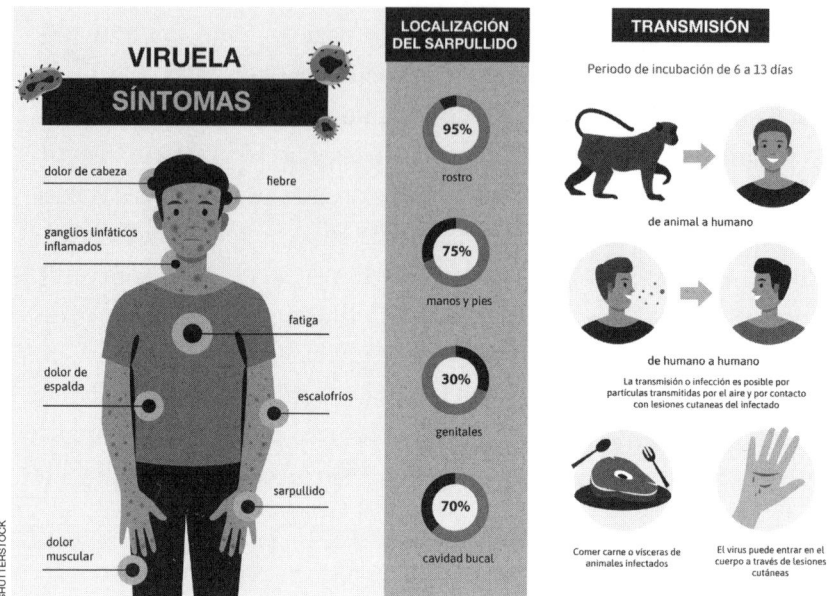

Los síntomas de la viruela del mono se asemejan a los de la viruela humana, causada por el virus de la viruela. Se caracterizan por fiebre, escalofríos, malestar general y un exantema (erupción cutánea) que comienza en el rostro y se va extendiendo por el cuerpo. Las lesiones pasan por distintas etapas: primero aparecen como manchas rojas (máculas) que después se convierten en bultitos (pápulas), posteriormente, en ampollas llenas de líquido (vesículas), seguidas de ampollas con pus (pústulas) y, finalmente, en costras.

Sin embargo, entre la viruela humana y la viruela del mono existen diferencias significativas, pues la humana es mucho más grave, siendo causa de elevada mortalidad, y presenta un cuadro clínico más largo, lo que dilata, por tanto, la recuperación. Por otro lado, las lesiones que causa la viruela del mono son menos numerosas y se encuentran más localizadas. No obstante, la diferencia quizá más notable es que la viruela humana solo afecta a los seres humanos, mientras que la viruela del mono puede afectar a los animales.

Un signo específico de la viruela del mono es la linfadenopatía, es decir, la inflamación de los ganglios linfáticos.

Actualmente no existe aún ningún tratamiento antiviral específico para combatir esta enfermedad. El tratamiento se basa en el manejo de los síntomas a medida que van apareciendo. Sin embargo, la vacuna utilizada para erradicar la viruela humana ha demostrado ser efectiva contra la viruela del mono.

EL MUNDO DE LAS VIRUELAS

La palabra *viruela* se emplea para designar a varias enfermedades provocadas por virus del género *Orthopoxvirus*, siendo algunas zoonóticas y otras no. Por ejemplo:

- **Viruela de los roedores** (*Rodent poxvirus*): zoonosis poco frecuente que afecta a los roedores.
- **Viruela aviar** (*Fowlpox* virus): afecta a las aves, como gallinas y pavos, y puntualmente puede provocar infección en el humano.
- **Viruela de los caballos** (*Equinepoxvirus*): afecta a los caballos, especialmente en condiciones de hacinamiento, y es una zoonosis muy poco frecuente.
- **Viruela de la vaca** (*Cowpox virus*): afecta al ganado vacuno y es quizá una de las más conocidas por ser utilizada para la vacunación contra la viruela humana.

La viruela del mono ha sido considerada históricamente una enfermedad zoonótica poco frecuente, con brotes localizados y no muy significativos en zonas endémicas de África Occidental y Central. Sin embargo, el reciente brote ha demostrado que incluso enfermedades que no representan una gran amenaza para la salud pública pueden convertirse fácilmente en enfermedades emergentes.

ENFERMEDADES TRANSMITIDAS POR MOSQUITOS Y SU RELACIÓN CON RESERVORIOS ANIMALES

Especie de mosquito	Enfermedad zoonótica asociada	Reservorio principal	Región principal
Aedes aegypti	Fiebre amarilla	Primates no humanos (monos)	África, América Latina
Aedes aegypti / Aedes albopictus	Zika (origen zoonótico, pero transmisión actual entre humanos)	Primates no humanos (zonas selváticas), transmisión humana en brotes urbanos	África, América Latina, Asia
Aedes aegypti / Aedes albopictus	Dengue (ciclo zoonótico en África, transmisión humana en brotes urbanos)	Humanos (ocasionalmente primates)	Regiones tropicales y subtropicales
Aedes aegypti / Aedes albopictus	Chikungunya (ciclo zoonótico en África, transmisión humana en brotes urbanos)	Humanos	Regiones tropicales y subtropicales
Culex pipiens / Culex quinquefasciatus	Virus del Nilo Occidental	Aves silvestres	América, Europa, África, Asia
Culex pipiens / Culex tarsalis	Encefalitis equina del oeste	Aves silvestres	América (Norte y Sur)
Culex tarsalis	Encefalitis equina del este	Aves silvestres	América del Norte

Especie de mosquito	Enfermedad zoonótica asociada	Reservorio principal	Región principal
Culex tritaeniorhynchus	Fiebre del valle del Rift	Mosquitos y roedores; bovinos y ovinos como huéspedes amplificadores	África, Oriente Medio
Phlebotomus spp. / *Lutzomyia* spp.	Leishmaniosis	Perros (entorno urbano); roedores y mamíferos salvajes (ciclo selvático)	Europa, África, América Latina
Anopheles spp.	Malaria zoonótica (*Plasmodium knowlesi*)	Macacos	Sudeste asiático
Mansonia spp.	Filariasis linfática (no zoonótica)	Humanos	Regiones tropicales

Fuente: elaboración propia.

PANDEMIA EN TIEMPOS MODERNOS: COVID-19

Aun viviendo en una época con unos avances científicos y médicos grandiosos, seguimos enfrentando riesgos similares a los que vivieron nuestros antepasados. Ninguna generación ha estado ni estará exenta de enfermedad, no obstante es posible trabajar en mejorar el nivel de formación de la ciudadanía. Cualquier persona con conocimientos puede tomar decisiones informadas para proteger su salud y la de los demás.

La reciente pandemia, considerada como la mayor emergencia en salud pública de los tiempos modernos, ha sido un momento clave para reconocer la importancia de la investigación y también una reafirmación de la necesidad del paradigma One Health en la ciencia.

Todo comenzó en diciembre de 2019, en la ciudad de Wuhan, en China, donde se detectó un brote grave de neumonía. En pocos meses, la enfermedad se expandió rápidamente a diferentes regiones de China y, como en toda enfermedad infecciosa, los primeros pasos consistieron en identificar su origen. Los primeros casos notificados correspondían a personas que trabajaban o se encontraban en un mercado al aire libre, en el que, entre una diversidad de género, se vendía también carne de animales silvestres.

A pesar del conocimiento previo sobre la necesidad de realizar controles sanitarios, especialmente en animales silvestres por su participación en la transmisión de enfermedades, en muchas culturas persiste la costumbre de consumir este tipo de animales. Otro motivo más por el que debe fomentarse la formación de la ciudadanía con el fin de que pueda conocer el riesgo que implican determinadas prácticas culturales y de este modo actuar en consecuencia.

La COVID-19 se propagó tan rápidamente que, en tan solo cuatro meses desde el primer brote, llegó a afectar prácticamente a todo el mundo. En un principio se sospechó que podría tratarse de un caso de influencia aviar, del síndrome respiratorio agudo severo (SARS) o del síndrome respiratorio del Medio Oriente (MERS), al presentar un cuadro clínico similar. Sin embargo, estudios posteriores confirmaron que se trataba de un nuevo virus perteneciente al grupo de los coronavirus y que fue llamado novel coronavirus de 2019 (2019-nCoV).

Lo géneros víricos de la familia *Coronaviridae* siempre han sido de interés por su impacto sobre la salud de los animales domésticos. El grupo de los coronavirus, aparte de su clasificación taxonómica, se divide también en dos grandes grupos: los coronavirus humanos, que circulan en todos los continentes y causan cuadros respiratorios leves, y los coronavirus zoonóticos, con capacidad de provocar epidemias y que causan cuadros respiratorios de mayor gravedad.

El origen de la COVID-19 sigue generando debate, aunque existen bastantes evidencias que apuntan al murciélago como el responsable. Estos animales, concretamente el murciélago de herradura, son reservorios naturales de otros coronavirus similares genéticamente al SARS-CoV-2, por lo que pudo ser la fuente de infección para el hombre. También es probable que interviniese un huésped intermediario, y se especula con la posibilidad de que fuera un pangolín. No obstante, tan solo se trata de una hipótesis y no se ha podido confirmar aún qué especie, si existió alguna, actuó de puente entre el murciélago y el ser humano.

La OMS estableció criterios para clasificar a las personas en función de su estado de contagio. Se consideraban casos sospechosos de enfermedad a aquellas personas con síntomas respiratorios agudos, fiebre y con al menos un signo de enfermedad respiratoria, como tos o dificultad respiratoria. También se incluían a aquellos individuos que hubiesen viajado a zonas con casos notificados y a aquellos con signos clínicos agudos que hubiesen mantenido contacto con un caso probable o confirmado de COVID-19. La confirmación de la sospecha de infección por el virus se realizaba mediante pruebas de laboratorio que determinaban la presencia o no de partículas virales en el organismo.

El contagio entre individuos se determinó rápidamente tras identificar el tipo de virus causante. La principal vía de contagio de los coronavirus es el contacto directo con partículas de saliva, aerosoles, incluso por fómites procedentes de personas infectadas. Tras confirmar todos estos datos, los Centros para el Control y la Prevención de Enfermedades (CDC) emitieron una serie de recomendaciones dirigidas a la población general para limitar los contagios. El distanciamiento social, evitar las multitudes, así como el contacto con personas con sintomatología clínica evidente, como tos, estornudos o fiebre, fueron las primeras medidas adoptadas para prevenir daños mayores.

El lavado de manos fue una de las recomendaciones básicas en la que se hizo más hincapié durante la pandemia. Resulta sorprendente que una sociedad tan avanzada necesite ser informada sobre algo tan esencial. Esta falta de conocimiento refleja una corresponsabilidad de muchos sectores de la sociedad, empezando por el propio ciudadano y continuando con la comunidad científica. A pesar de que los científicos transmiten cada vez más información sobre sus investigaciones y sus éxitos, el acceso al conocimiento científico continúa siendo una tarea pendiente. Solo así el ciudadano puede llegar a ser más consciente de la importancia que tienen sus acciones en la protección de la salud global.

AMPLIANDO HORIZONTES

En esta primera parte nos hemos centrado en aquellas zoonosis víricas de mayor relevancia. La rabia, por su elevada letalidad e importancia histórica; la influenza aviar y porcina, por su capacidad para generar pandemias globales; la fiebre amarilla, como ejemplo de éxito en la prevención mediante la vacunación; el ébola, por los brotes detectados recientemente; la fiebre hemorrágica del Congo, por los casos registrados en España; el dengue, por su prevalencia en regiones tropicales; la viruela del mono, por su impacto internacional y por los brotes recientes, y la COVID-19, como la pandemia más reciente.

A continuación se presenta una lista más amplia de las zoonosis de origen vírico, que incluye tanto las enfermedades ya tratadas como otras de interés. No todas se han podido abordar en profundidad, pero sirve de guía para conocer más procesos infecciosos con capacidad para afectar al ser humano y también para constatar, una vez más, la gran variedad de agentes patógenos que coexisten con nosotros en el planeta.

Zoonosis	Agente causal	Vías de transmisión	Contagio	Tratamiento	Profilaxis
Rabia	*Lyssavirus*	Mordeduras, arañazos, contacto con saliva de animales infectados	Mortal sin tratamiento	Vacunación postexposición, suero antirrábico	Vacunación en animales domésticos y personas en riesgo; control de animales callejeros
Influenza (gripe)	H5N1, H1N1	Contacto con aves o cerdos infectados, o superficies contaminadas	Alta transmisibilidad; potencial pandémico	Antivirales (oseltamivir)	Vacunación en humanos y animales objetivo; control de granjas
Fiebre amarilla	*Flavivirus*	Picadura de mosquitos (*Aedes, Haemagogus*)	Mortal en casos graves	Sintomático	Vacunación preventiva; control de mosquitos
Ébola	*Filovirus*	Contacto con fluidos corporales o cadáveres infectados	Alta mortalidad (25-90 %)	Sintomático; anticuerpos monoclonales experimentales	Evitar contacto con animales infectados; control de brotes
COVID-19	*Coronaviridae*	Gotas respiratorias, contacto con superficies contaminadas	Alta transmisibilidad.	Antivirales (remdesivir), soporte respiratorio	Vacunación masiva, mascarillas, higiene
Dengue	*Flavivirus*	Picadura de mosquitos (*Aedes aegypti, Aedes albopictus*) (no zoonótico en su ciclo principal)	Alta incidencia en áreas tropicales	Sintomático; control de fiebre y líquidos	Control de mosquitos; vacunas en zonas endémicas

Zoonosis	Agente causal	Vías de transmisión	Contagio	Tratamiento	Profilaxis
Viruela del mono	*Orthopoxvirus*	Contacto con fluidos corporales, lesiones cutáneas, secreciones respiratorias	Casos limitados, pero brotes recientes	Sintomático; antivirales en casos graves	Evitar contacto con animales/personas infectadas; vacunación específica
Hantavirus	Virus de los hantavirus	Inhalación de aerosoles de heces, orina o saliva de roedores infectados	Mortal en formas graves (síndrome pulmonar)	Soporte respiratorio y cuidados intensivos	Control de roedores; evitar contacto con excretas
Fiebre del valle del Rift	*Phlebovirus*	Picadura de mosquitos infectados; contacto con fluidos de animales infectados	Riesgo zoonótico; afecta a humanos y ganado. Casos graves pueden causar fiebre hemorrágica	Sintomático	Vacunación en animales; control de mosquitos
Virus del Nilo Occidental	*Flavivirus*	Picadura de mosquitos infectados (*Culex*)	Casos graves en personas inmunodeprimidas	Sintomático	Control de mosquitos; evitar picaduras
Zika	*Flavivirus*	Picadura de mosquitos (*Aedes aegypti*); transmisión sexual en algunos casos	Riesgo de microcefalia en embarazadas	Sintomático	Control de mosquitos; uso de repelentes y mosquiteros; prevención en embarazadas

Zoonosis	Agente causal	Vías de transmisión	Contagio	Tratamiento	Profilaxis
Chikungunya	*Alphavirus*	Picadura de mosquitos infectados (*Aedes aegypti, Aedes albopictus*).	Alta morbilidad que puede ser causa de artritis postviral persistente	Sintomático	Control de mosquitos; uso de mosquiteras y repelentes
Fiebre hemorrágica de Crimea-Congo	*Nairovirus*	Picadura de garrapatas; contacto con sangre o tejidos de animales infectados; transmisión nosocomial	Alta tasa de mortalidad; brotes esporádicos	Sintomático; soporte en UCI	Control de garrapatas; medidas de bioseguridad; uso de ropa protectora en áreas de riesgo
Influenza aviar (H5N1)	Influenza A (H5N1)	Contacto con aves infectadas; superficies contaminadas; transmisión a mamíferos	Alta transmisibilidad entre aves; rara transmisión a humanos aunque con cierto potencial zoonótico	Antivirales (oseltamivir) en fases tempranas	Control de aves; higiene estricta en granjas; monitoreo de brotes
Gripe porcina (H1N1)	Influenza A (H1N1)	Contacto con cerdos infectados; transmisión entre humanos y animales	Alta transmisibilidad entre humanos y cerdos; potencial pandémico	Antivirales (oseltamivir); manejo de complicaciones respiratorias	Control en granjas porcinas; higiene; monitoreo de animales infectados

Fuente: elaboración propia.

PARTE 2
ENFERMEDADES ZOONÓTICAS BACTERIANAS

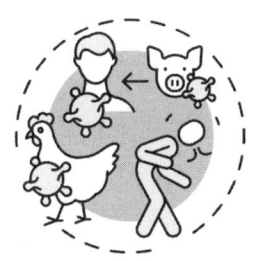

BREVE REPASO AL MUNDO DE LAS BACTERIAS

Las bacterias son microorganismos unicelulares procariotas, sin núcleo y sin ningún otro orgánulo. Se consideran las formas de existencia más antiguas y con mayor diversidad del planeta. Su existencia se remonta a más de tres mil millones de años, por lo que tiempo han tenido para adaptarse a casi cualquier tipo de ambiente y, de hecho, lo han hecho.

Las bacterias han logrado convertirse incluso en parte de nuestra flora saprófita o microbioma, y nos ayudan en procesos vitales como la digestión. Se estima que el número de estas bacterias saprófitas es similar al número de células totales del organismo.

Tampoco quiero que pienses que este tipo de bacterias son absolutamente inofensivas, ya que también pueden rebelarse y, a causa de un desajuste intestinal o una alteración en el sistema inmunitario, provocar una infección y, por tanto, enfermedades.

Las bacterias causantes de enfermedad, llamadas patógenas, liberan toxinas, que son las responsables de sus efectos nocivos. Desde 1928 , cuando el bacteriólogo escocés Alexander Fleming descubrió la penicilina, el primer antibiótico efectivo, no se ha parado de investigar en la producción de nuevos medicamentos que combatan la presencia de este tipo de actuación bacteriana.

Si se altera el equilibrio entre bacterias y humanos, surgen los problemas

Debido a la gran variedad de bacterias, se ha hecho necesaria una clasificación. Las bacterias se clasifican en función de su género y, dentro de este, en especies. Su nombre científico constará, por tanto, de ambos términos: género y especie.

Dentro de cada especie pueden existir diferentes cepas, que se diferencian por su genética tras mutar. La posibilidad de modificar su material genético para adaptarse a distintos huéspedes confiere a las bacterias un enorme poder.

Las bacterias también pueden clasificarse en función de su morfología, existiendo tres formas principales: la esférica (coco), los bastones (bacilo) y las espirales o hélices (espiroqueta).

La necesidad de disponer de oxígeno en el ambiente es relevante para distinguir distintos grupos de bacterias. Las que necesitan oxígeno son conocidas como aeróbicas, y las que no, como anaeróbicas. Sin embargo, también existen las bacterias llamadas facultativas, que son aquellas que pueden sobrevivir con o sin oxígeno.

Para combatir las infecciones provocadas por bacterias, todos sabemos que se emplean los antibióticos. Pese a ello y en pleno siglo XXI, siendo la época de mayores avances en ciencia y medicina, hemos provocado la aparición de resistencias frente a la acción antibiótica. El uso indiscriminado y el mal uso, por ejemplo tratando con antibióticos las infecciones víricas, han llevado a este desenlace.

La humanidad ha demostrado una gran capacidad de invención a la hora de combatir a todas estas formas de vida diminutas, pero los grandes retos a los que nos enfrentamos a causa de este mal uso son un reflejo del gran defecto de nuestra especie, que es la desinformación y el desconocimiento.

No creas que me he olvidado de la etimología en esta ocasión: la palabra *bacteria* proviene del término griego *bakterion*, que significa 'bastón', por la forma que presenta cuando es observada a través del microscopio.

En este capítulo nos adentraremos en el mundo de las bacterias patógenas que provocan enfermedades zoonóticas. Veremos cómo estos microorganismos son fuente de estudio continuo por su gran impacto sobre nuestra salud.

UN SIMPLE CHARCO DE AGUA
PUEDE QUE NO SEA TAN INOFENSIVO:
LEPTOSPIROSIS

Un juego tan inocente e infantil como saltar sobre los charcos para pasar un rato divertido puede llegar a ser una fuente de contagio. Gracias al científico japonés Ryukichi Inada (1874-1950), sabemos que estas acciones pueden entrañar un peligro potencial, la leptospirosis. El trabajo de este científico nos ha permitido conocer mucho más acerca de esta enfermedad zoonótica, sus vías de transmisión, su diagnóstico y su tratamiento.

EMPECEMOS CONOCIENDO ALGO MÁS SOBRE LA LEPTOSPIROSIS...

La leptospirosis también es conocida como la enfermedad de Weil, en honor a Adolph Weil (1848-1916), un médico alemán que es considerado el descubridor de una de las formas de leptospirosis, concretamente de la «forma grave de la enfermedad».

Los datos históricos de la enfermedad se remontan incluso a mucho antes. En los papiros del antiguo Egipto ya se describían enfermedades similares, e incluso Hipócrates (c. 460 a. C.-370 a. C.) y Galeno (129 d. C.-c. 216 d. C.), dos de los médicos más influyentes, también escribieron sobre ellas. Para comprender su visión, hemos de situarnos en el contexto de la época, cuando muchas enfermedades eran consideradas castigos divinos.

Hipócrates, en su teoría de los humores, planteó una nueva hipótesis, en la que el medio ambiente influía directamente en la aparición de enfermedades. El entorno provocaba desequilibrios en lo que él llamaba los humores corporales (sangre, bilis amarilla, bilis negra y flema) que fomentaban la aparición de diferentes cuadros clínicos. Ya en ese momento se estaban asentando de manera inconsciente las bases del concepto One Heatlh.

En 1886, Weil describió el cuadro clínico, caracterizado por fiebre, ictericia, lesiones renales y hemorragias. No obstante sería en 1914 cuando Inada, junto con Yutaka Ido, identificó la bacteria responsable del proceso, *Leptospira icterohaemorrhagia*.

Inicialmente, debido a su similitud con otras enfermedades tropicales, se describió como fiebre ictérica por dos de sus signos clínicos más evidentes, fiebre e ictericia. Sin embargo, la identificación del agente causal permitió un estudio más profundo de la enfermedad, revelando su implicación en lesiones hepáticas y renales al aislar a la bacteria en ambos órganos.

EL PAPEL CLAVE DE LOS ROEDORES EN LA TRANSMISIÓN

Investigadores posteriores, como Stanislaus von Prowazek, Ido y Hoki, señalaron a los roedores como peligros potenciales en la transmisión de la enfermedad. Observaron que los brotes sucedían con mayor frecuencia en zonas rurales con poco saneamiento, especialmente tras grandes inundaciones o tras épocas de lluvias intensas. Estas condiciones propiciaban la huida de los roedores de sus escondites hacia zonas pobladas y secas, por lo que mantenían un mayor contacto con el ser humano.

Gracias a estos descubrimientos, se determinó que la *Leptospira* se elimina principalmente a través de la orina, contaminando el entorno. Aunque en los roedores no provoca enfermedad, siendo estos reservorios asintomáticos, en el ser humano puede llegar a causar un cuadro potencialmente mortal.

LA BACTERIA LEPTOSPIRA

La leptospirosis está causada por diferentes especies de *Leptospira*, una espiroqueta de la familia *Leptospiraceae* con distribución mundial. Dentro de la familia se encuentran dos grandes grupos de especies: las patógenas, responsables de enfermedad, y las saprófitas, que no causan daño y viven en el medio ambiente.

Una vez que se liberan al medio ambiente, las bacterias pueden llegar a sobrevivir meses si las condiciones en las que se encuentran son las ideales. Los entornos húmedos, las aguas estancadas y los ríos con poca corriente son el refugio adecuado para su supervivencia. Además, su resistencia aumenta en ambientes oscuros, ya que la luz ultravioleta las destruye. Otros medios de destrucción son el hipoclorito de sodio (1 %), el etanol (70 %), el formaldehído y los detergentes. Incluso se ha observado su inactivación mediante calor húmedo, con una temperatura de 121 ºC durante un mínimo de quince minutos, y también por medio de la pasteurización.

Estas bacterias encuentran diferentes vías para afectar a un huésped. Principalmente se produce el contagio por contacto directo con fluidos corporales infectados (sangre u orina), a través de mucosas y de heridas abiertas, o por medio de alimentos o agua contaminados por orina.

Una particularidad que la hace realmente peligrosa es que tiene la capacidad de penetrar en un organismo sin necesidad de encontrar una vía de entrada abierta. El contacto prolongado con el agua provoca que la queratina que protege a la piel frente a microorganismos externos se debilite, lo que facilita la penetración de diferentes agentes externos.

Trabajar en zonas húmedas o jugar en los ríos o en los estanques durante mucho tiempo pueden ser causas de contagio de leptospirosis.

Una vez en el organismo

Cuando accede al torrente sanguíneo, la bacteria se dirige a diferentes órganos, mostrando cierta predilección por el riñón, el hígado y los pulmones. Una vez en el riñón, *Leptospira* se excreta a través de la orina, de este modo contamina el ambiente y continúa con su expansión.

Una característica de *Leptospira* es que puede provocar en los roedores una infección crónica renal sin sintomatología. Esto se debe a su alta adaptación a este huésped, lo que le permite disponer de un reservorio natural sin ocasionarle daño y asegurarse de esta manera su propia supervivencia.

Otro dato curioso es que el mismo agente etiológico, *Leptospira,* puede provocar diferentes cuadros en función de la especie afectada. En los roedores, la infección, como hemos visto, suele ser asintomática; por el contrario, en los perros y en las personas aparece el cuadro clínico característico, con fiebre, lesión renal y hepática. *Leptospira* es un ejemplo claro de cómo se adaptan los diferentes organismos vivos del planeta para conseguir sobrevivir, sirviéndose de diferentes huéspedes para protegerse y provocando enfermedad en otros.

En los seres humanos

Los seres humanos padecen un cuadro clínico dividido en dos fases. La primera, septicémica o aguda, aparece de forma repentina y suele durar una semana. Esta fase se manifiesta con fiebre, malestar físico general y cefaleas, signos clínicos bastante inespecíficos. En la segunda fase, conocida como fase inmunológica o fase inmune, se generan anticuerpos y su duración es de aproximadamente treinta días. Esta última fase es la más importante para la bacteria, pues empieza a excretarse a través de la orina.

Lo más destacable de la fase inmunológica es que no aparece en todos los individuos. La respuesta inmune del huésped, la capacidad virulenta de la cepa y la carga bacteriana de la infección determinan que esta fase aparezca o no.

Durante la fase inmunológica, el individuo, tras haberse recuperado de la fase inicial aguda, vuelve a enfermar. En esta etapa, se manifiestan los primeros signos clínicos, pero con mayor gravedad. Dependiendo del caso, puede presentarse una infección ictérica o no ictérica (la ictericia es la coloración amarillenta de la piel y de las mucosas por el incremento de los niveles de bilirrubina en sangre).

La mayoría de las infecciones por leptospirosis son de tipo no ictérico, manifestando como signo clínico una meningitis aséptica (inflamación de las meninges no causada por bacterias), además de dolores de cabeza intensos y rigidez en el cuello. En comparación, el otro cuadro clínico es mucho más grave, aunque menos frecuente, con la aparición de un fallo multiorgánico que afecta principalmente al hígado, los riñones y el sistema nervioso central (SNC).

El periodo de incubación de la leptospirosis varía entre 2 y 30 días tras la exposición a la bacteria y su excreción puede durar desde una semana hasta varios meses en función de la capacidad de actuación del sistema inmunitario y del tratamiento recibido.

Por otro lado, la bacteria no solo se excreta a través de la orina de los roedores, sino que una vez infectados, los seres humanos también pueden liberarla, aunque, eso sí, la excreción suele durar menos gracias a la acción de nuestro sistema inmunitario.

TRATAMIENTO Y PREVENCIÓN

Al tratarse de una enfermedad bacteriana, el tratamiento consiste en la administración de antibióticos, como doxiciclina, ampicilina, amoxicilina, eritromicina o penicilina. En los casos más complicados, es necesario el uso de tratamientos específicos para las lesiones renales, hepáticas, hemorrágicas e incluso aquellos que actúan sobre el SNC.

Conocer la patogenia de la enfermedad nos permite deducir las principales medidas preventivas: evitar el contacto prolongado con agua estancada, procurar que los animales domésticos no orinen en estas aguas, controlar las poblaciones de roedores y promover el drenaje de las zonas húmedas. Además, es fundamental proteger los alimentos y el agua de consumo de las posibles fuentes de contaminación.

En definitiva, los reservorios naturales primarios de la enfermedad para la mayor cantidad de serovariedades descritas de *Leptospira* son los roedores, aunque también otros animales domésticos como los perros y los cerdos pueden servir de reservorios naturales, siendo poco frecuente en gatos, ovejas y bóvidos. A lo largo de los años, *Leptospira* se ha ido adaptando a diferentes huéspedes perpetuando de esta manera la enfermedad.

Los profesionales de alto riesgo (agricultores, ganaderos, trabajadores de saneamiento de alcantarillado, personal de mataderos, veterinarios, pescadores o militares) deben extremar las precauciones y utilizar la indumentaria de protección adecuada para evitar el contagio.

Leptospirosis

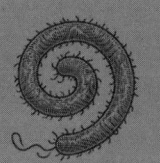

1 Reservorios y portadores

<u>Reservorios principales:</u>
Roedores (ratas) que excretan por los rñones leptospira a través de la orina (*portadores crónicos*)

<u>Otro portadores:</u>
Animales domésticos: excreción intermitente de la bacteria

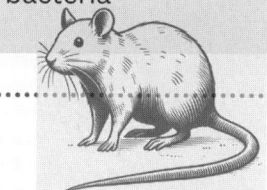

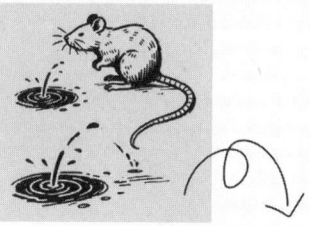

2 Vías de contagio

Contacto directo: mucosas, heridas dérmicas y piel sana

3 Infección

Fase aguda:

Bacteriemia y diseminación a órganos **(riñones, hígado y Sistema Nervioso Central)**

Fase crónica o inmunológica:

Anticuerpos que limitan la diseminación de la bacteria

4 Cuadro clínico en humanos

Fiebre alta
Dolor muscular
Conjuntivitis

Casos severos:
Insuficiencia renal/hepática
Icterícia
Hemorragias

5 Factores de riesgo

Zonas rurales.
Zonas inundables
Déficit de saneamiento
Trabajos agrícolas, alcantarillado, actividades acuáticas.

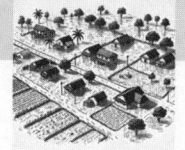

6 Tratamiento

Antibióticos:
Doxiciclina y amoxiclina
Penicilina
Azitromicxina

Casos graves:
Rehidratación
Diálisis
Manejo hemorragias

En la actualidad, la investigación está enfocada en identificar nuevos serotipos, por lo que se sigue avanzando en el conocimiento de su patogenia y en la respuesta del sistema inmunitario a la enfermedad. Su estudio es relevante, pues es considerada una las zoonosis más diseminadas, especialmente prevalente en regiones húmedas de los trópicos y subtrópicos.

A partir de ahora, quizá contemples con otros ojos un inofensivo charco de agua y reflexiones sobre el posible riesgo de contagio que entraña.

DEL CAMPO A LA CIUDAD:
BRUCELOSIS

Un aborto no solo es un evento triste, incluso con repercusiones económicas en el caso de los animales de granja, sino que también puede ser un foco potencial de transmisión de enfermedades infecciosas. En este caso hablamos de la brucelosis, una enfermedad zoonótica que puede transmitirse a través del contacto con tejidos y fluidos de fetos abortados o mediante el consumo de leche cruda o sin pasteurizar.

A diferencia de otras zoonosis, la brucelosis es considerada una enfermedad ocupacional, ya que afecta principalmente a personas de profesiones específicas. Ganaderos y veterinarios son los grupos de mayor riesgo de contagio. Asimismo es una de las enfermedades más peligrosas en laboratorios por el riesgo de transmisión al manipular cultivos bacterianos o restos de abortos. Esto hace que sea necesario aplicar protocolos de seguridad estrictos para evitar el contagio.

Gracias a las campañas de saneamiento en granjas, España alcanzó hace algunos años el estatus de país libre de brucelosis tanto en vacuno como en ovino y caprino. Sin embargo, no se debe bajar la guardia. Es necesario comprender la enfermedad y su transmisión, ya que un debilitamiento de las medidas preventivas podría reactivar su presencia.

UNA MIRADA A LA ENFERMEDAD

La brucelosis ha recibido diferentes nombres a lo largo de la historia. Fue llamada fiebre de Malta al ser estudiada por primera vez en esa isla. También fue conocida como fiebre ondulante por los episodios febriles que la caracterizan. En honor al veterinario danés Bernhard Bang, que identificó a la bacteria *Brucella abortus*, se denominó fiebre de Bang, y, además, también se llamó mal del Mediterráneo por su prevalencia en esta región.

El doctor David Bruce, un destacado médico, bacteriólogo y parasitólogo escocés, identificó en 1887 a la bacteria causante de la brucelosis, *Brucella*. Más tarde, en 1897, el veterinario danés Bernhard Lauritz Frederik Bang complementó estos hallazgos, al identificar a la especie *Brucella abortus*, asociada a abortos en bovinos. Esto supuso un claro avance en el estudio de esta enfermedad, que causa importantes pérdidas productivas y, por tanto, económicas.

Dentro del género *Brucella*, las especies identificadas causantes de zoonosis son *B. abortus, B. melitensis, B. suis* y *B. canis*. Las que llevan a sus espaldas un mayor número de casos reportados en humanos a nivel mundial son *B. abortus, B. suis* y *B. melitensis*, siendo esta última la que tiene mayor capacidad virulenta y más presencia en el ser humano.

Cada especie se encuentra adaptada a unos huéspedes específicos. Por ejemplo, *B. abortus* afecta al ganado bovino y, en menor grado, al ser humano, y representa la principal causa de brucelosis en zonas con ganadería bovina. Por otro lado, *B. melitensis* afecta a ovejas y cabras, *B. canis* infecta principalmente a perros y causa también enfermedad en humanos, aunque con una incidencia menor. Por último, *B. suis* es la especie del género *Brucella* con un rango mayor de hospedadores, que incluye cerdos, roedores, rumiantes, animales silvestres, como las liebres, y, de forma ocasional, al ser humano.

En la actualidad, debido principalmente al incremento en la demanda de productos cárnicos, se ha vuelto necesario implementar un control exhaustivo de la enfermedad, que comienza con una correcta higiene de las instalaciones ganaderas y con el mantenimiento de los animales en un buen estado de salud.

La distribución geográfica también varía en función de la especie en cuestión. *B. melitensis* es frecuente en la región mediterránea, Oriente Medio, Asia y América Central. *B. canis* tiene una presencia mundial, mientras que *B. ovis* y *B. suis* son más comunes en países con una producción ovina y porcina importante.

FORMAS DE PERPETUARSE EN EL MEDIO

En cuanto a las vías de transmisión, la bacteria se perpetúa a través de abortos, secreciones vaginales, glándulas mamarias, orina, heces, semen y secreciones respiratorias. Los fómites también pueden actuar como transmisores, siendo el agua y los alimentos contaminados las fuentes más comunes. Además, algunos animales pueden eliminar la bacteria e incluso transmitir la enfermedad durante toda su vida.

Como vemos, la bacteria puede liberarse al medio ambiente a través de diferentes vías, lo que facilita su contagio, especialmente en aquellas zonas en las que *Brucella* está más presente. En el caso del ser humano, el contagio ocurre principalmente por contacto directo con las secreciones de los animales infectados. Por ejemplo, durante el ordeño de los animales, el ganadero puede infectarse al entrar en contacto con la leche o la ubre contaminada. Asimismo, cualquier ciudadano puede contraer la enfermedad al consumir carne cruda o poco cocinada, o al beber leche cruda o sin pasteurizar.

Una vez liberada, *Brucella* puede sobrevivir en el medio ambiente, especialmente en condiciones de frío y de humedad elevadas . Sin embargo, su presencia puede ser fácilmente eliminada mediante el uso de desinfectantes comunes. Otros medios, como la esterilización mediante autoclave o el uso de calor seco, pueden también eliminar la bacteria de cualquier instrumental contaminado.

En cuanto a los productos lácteos como posibles transmisores, se considera que una fermentación de al menos tres meses puede garantizar la seguridad del producto. Por otro lado, en los productos cárnicos, si no están congelados, la bacteria sobrevive durante un tiempo relativamente corto.

Señales de alerta

Comencemos por la sintomatología que debería alertarnos sobre la presencia de *Brucella* en animales. En la mayoría de los casos, los animales no manifiestan signos clínicos, lo que dificulta la detección de casos. Cuando aparecen, estos tampoco ayudan al diagnóstico al ser inespecíficos, como fiebre, malestar general y dolor muscular. Pueden aparecer también, aunque no son tan frecuentes, signos gastrointestinales e inflamaciones orgánicas, como, por ejemplo, hepatomegalia (inflamación del hígado), esplenomegalia (inflamación del bazo) y, aunque menos frecuente, endocarditis (inflamación del endocardio), siendo causa de muerte.

Algunos pacientes experimentan síntomas que desaparecen y aparecen, lo que se conoce como forma ondulante de la enfermedad. Pese a esta evolución de la enfermedad tan desconcertante, por regla general, los pacientes se recuperan completamente pasados de tres a doce meses.

También hay casos de niños infectados de forma congénita, que pueden nacer prematuros o a término, pero presentando bajo peso, fiebre, falta de crecimiento, hepatomegalia (aumento del tamaño del hígado) y esplenomegalia (aumento del tamaño del bazo). Relacionado con la población más joven, aún se desconoce si *Brucella* puede ser una causa directa de abortos en humanos.

La lucha

El tratamiento con antibióticos permite curar la enfermedad y la recuperación de los enfermos. La aplicación de protocolos de vacunación en los animales susceptibles, principalmente en los animales de granja, es la principal medida de prevención.

Quizá el hecho de que una vacuna pueda ser un medio para controlar una enfermedad de origen bacteriano os despierte ciertas dudas, lo que es totalmente normal, pues solemos asociar las vacunas con enfermedades víricas. No obstante, existen vacunas destinadas a la prevención de enfermedades bacterianas. Estas vacunas actúan estimulando el sistema inmunitario para que pueda reconocer a la bacteria antes de que cause la enfermedad.

En el caso de la brucelosis, la vacuna se destina especialmente al ganado bovino, ovino y caprino. En humanos aún se encuentran en fase experimental, por tanto, las medidas de prevención continúan siendo una correcta higiene de las instalaciones ganaderas y la protección física mediante vestimenta y equipamiento, sobre todo al realizar necropsias o al asistir a partos. La pasteurización es otro método preventivo, pues permite eliminar la bacteria en la leche contaminada.

En la brucelosis encontramos un claro ejemplo del impacto de una enfermedad zoonótica tanto en la salud pública como en el sector económico. Detectar un caso en una granja no solo implica riesgos para la salud humana y animal, sino también pérdidas económicas, debido a la obligación de sacrificar a los animales infectados.

Brucelosis

Bacteria del **género Brucella**
Especies zoonóticas: B.abortus, B. melitensis, B. suis y B.canis

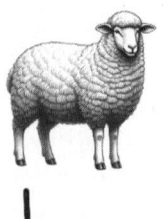
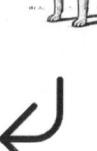

Reservorios principales:
Animales domésticos: Bovinos
(B.abortus) , caprinos y ovinos
(B.melitensis) , cerdos (B.suis),
perros (B.canis)
Animales silvestres: jabalíes,
ciervos y otros mamíferos

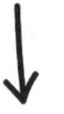

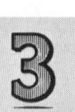

Transmisión:
Contacto directo: fluidos
corporales
Ingestión: Lácteos no
pasteurizados o carne cruda
Inhalación: aerosolos
(mataderos y laboratorios)

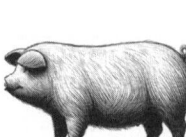

Enfermedad zoonótica
Brucella penetra a través
de piel, aparato digestivo,
mucosas o vías
respiratorias
Afecta a diferentes
órganos y tejidos al llegar a
sangre

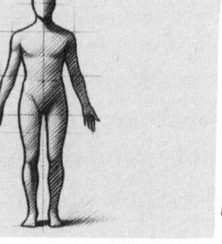

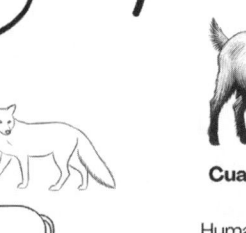

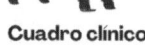

Cuadro clínico

Fase intracelular
La bacteria se
introduce en los
macrófagos
evadiendo la
respuesta inmune

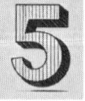

Se multiplica causando
un cuadro de
inflamación crónica

<u>Humanos</u>: fiebre,
sudoración nocturna,
dolor muscular, artritis,
hepatomegalia,
esplenomegalia. En
casos crónicos, puede
causar endocarditis y
espondilitis

<u>Animales</u>: abortos,
infertilidad, disminución
producción lechera

UNA LECCIÓN DEL PASADO:
LA TUBERCULOSIS BOVINA

En los países desarrollados difícilmente se observan ya casos de tuberculosis bovina. Este logro es un claro ejemplo de cómo las medidas preventivas, los controles sanitarios y los programas de erradicación consiguen disminuir significativamente una enfermedad.

La enfermedad llegó a estar presente en todo el mundo y actualmente tan solo se notifican casos puntuales en países en vías de desarrollo.

Pese a su baja incidencia, continúa siendo relevante hablar de esta enfermedad por el impacto sanitario que tuvo en el pasado, especialmente en niños que consumían leche cruda. También es importante destacar cómo la invención de la pasteurización marcó un antes y un después en la salud pública, pues nos permitió disponer de alimentos mucho más seguros.

Una característica de este enfermedad, que hasta ahora no hemos visto y que analizaremos más adelante, es que puede transmitirse también de humanos a animales, es decir, se trata de una zoonosis inversa.

Mycobacterium bovis

El agente etiológico de la tuberculosis bovina es la bacteria *Mycobacterium bovis*, de la familia *Mycobacteriaceae*. Esta familia se caracteriza por ser resistente en condiciones adversas, siéndolo también a los antimicrobianos.

El huésped definitivo y principal de la enfermedad es el ganado bovino, aunque también puede afectar a mamíferos domésticos y silvestres, como ovejas, cabras, caballos, cerdos, perros, gatos, hurones, rumiantes silvestres e incluso elefantes, primates, leones, tigres, etc. El papel de todos ellos es relevante pese a ser huéspedes accidentales, ya que actúan como reservorios de la enfermedad, manteniéndola en el entorno natural.

En humanos, el contagio se produce de manera similar a los terneros, a través del consumo de leche cruda no pasteurizada. Otras vías posibles son también el consumo de carne cruda o poco cocinada, así como por el contacto directo con animales enfermos o por inhalación de aerosoles de ambientes contaminados.

Zoonosis inversa

En este tipo de transmisión, del humano al animal, participa *Mycobacterium tuberculosis*, el principal agente infeccioso de la tuberculosis humana, siendo responsable de su transmisión al ganado, al perro y al gato.

La razón de esta zoonosis inversa se debe a la similitud genética entre *M. tuberculosis* (causante de tuberculosis en humanos) con *M. bovis* (propia del bovino). Tener un ancestro en común les permite infectar tanto a humanos como a animales y, por tanto, transmitirse en ambas direcciones, manteniendo, eso sí, a sus propios huéspedes principales.

Robert Koch (1843-1910), un médico alemán reconocido como uno de los fundadores de la bacteriología moderna, contribuyó al conocimiento de la transmisión entre animales y humanos. Koch identificó y describió tanto al agente etiológico de la tuberculosis humana como al que afectaba al ganado bovino.

Su contribución quizá más notable fueron los llamados postulados de Koch, en los que enumeraba criterios que afirmaban que la causa de una enfermedad concreta era la presencia de microorganismos específicos.

Otros tipos de tuberculosis

La tuberculosis en humanos no es únicamente provocada por las bacterias mencionadas, sino que existen otras con capacidad para afectar también al ser humano. Se suele hablar principalmente de *M. bovis* al ser la más conocida y con mayor impacto para la salud humana:

- *Mycobacterium avium* afecta a aves y al porcino. Este tipo de zoonosis afecta principalmente a personas inmunodeprimidas como pacientes con VIH/SIDA.
- *Mycobacterium caprae*, frecuente en cabras, aunque afecta puntualmente también al ganado bovino.
- *Mycobacterium pinnipedii* afecta al grupo de los pinnípedos, es decir, a las focas y lobos marinos. Los trabajadores de zoológicos o de centros de recuperación de fauna son la población de mayor riesgo. Es una zoonosis poco frecuente.
- *Mycobacterium microti* afecta a roedores con posible transmisión al ser humano.

Patogénesis de la tuberculosis

Ciclo vital de *Mycobacterium tuberculosis*

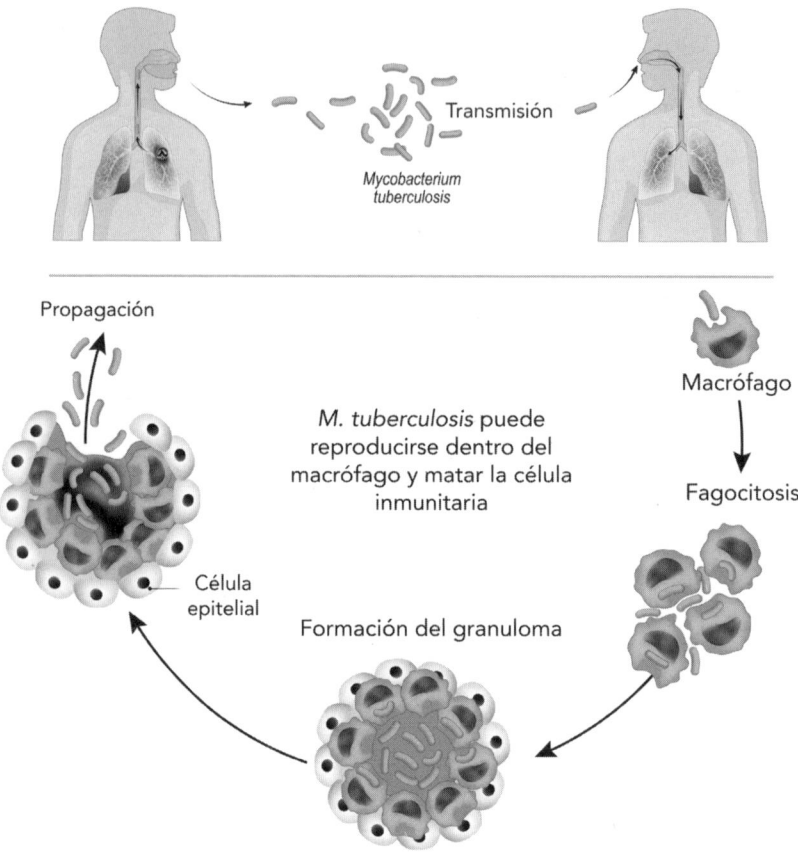

Transmisión

Mycobacterium tuberculosis

Propagación

Macrófago

M. tuberculosis puede reproducirse dentro del macrófago y matar la célula inmunitaria

Fagocitosis

Célula epitelial

Formación del granuloma

SHUTTERSTOCK

EL PROBLEMA DE LA LECHE CRUDA

Antes del gran hito de la pasteurización, perfeccionada por Pasteur, el consumo de leche cruda era habitual, siendo esta la vía principal de transmisión de *M. bovis* a los humanos. Durante el siglo XIX e incluso a inicios del XX, la leche se consumía sin tratamiento térmico, por lo que era una fuente de infección bacteriana, vírica e incluso parasitaria.

Algunas de las enfermedades asociadas a su consumo, además de la tuberculosis, son la brucelosis, la fiebre Q, la salmonelosis, *Escherichia coli*, la campilobacteriosis, la listeriosis, y la hepatitis E como enfermedad viral. También transmite enfermedades parasitarias, como la toxoplasmosis, la criptosporidiosis o la fascioliasis (duela del hígado).

La vía de transmisión láctea fue la más relevante en el pasado, ya que las prácticas dentro de la cadena alimentaria no contemplaban procesos de destrucción de microorganismos como la pasteurización. Casos como el de Inglaterra y Gales (1912-1937), en los que llegaron a producirse alrededor de 65 000 muertes, representan un claro ejemplo del impacto para la salud pública del consumo de leche no tratada.

El consumo de leche cruda sigue siendo un problema en países en desarrollo, por tanto, resulta necesario implementar protocolos de control estrictos que incluyan la pasteurización como método preventivo con el fin de asegurar la salud, especialmente en niños.

Sin embargo, existen otras vías de transmisión posibles, como el contagio por aerosoles contaminados. Esta vía es más frecuente en explotaciones ganaderas con un alto número de animales estabulados. También la ingestión de alimentos o agua contaminados y el contacto directo pueden favorecer el contagio.

Tanto el ser humano como el ganado bovino liberan la bacteria a través de secreciones respiratorias. Sin embargo, existen otros medios de excreción, como la digestiva, la cutánea (a través de heridas en la piel), la urinaria, e incluso, aunque menos frecuente, la genital.

¿TUBERCULOSIS Y SISTEMA RESPIRATORIO?

Cuando el público en general escucha la palabra *tuberculosis* suele imaginarse a personas tosiendo y escupiendo sangre. Esto es normal, puesto que, a lo largo de la historia, la enfermedad ha sido más conocida en su fase terminal, por lo escandaloso que era ver a una persona tosiendo sangre. La literatura de la época también contribuyó a difundir esta imagen de la enfermedad, protagonista de muchas novelas, y no es para menos, ya que era una de las principales causas de muerte en Europa y América durante el siglo XIX.

Sin embargo, la realidad es un poco distinta. Cuando una persona se ve afectada por M. *tuberculosis* predomina el cuadro pulmonar, y manifiesta tos con o sin sangre (pero ya en estadios más avanzados), dolor torácico o fiebre. Mientras que, si se infecta por M. *bovis,* predomina la tuberculosis extrapulmonar, con la aparición de signos gastrointestinales y problemas urinarios, entre otros.

En los bovinos, el cuadro característico es el respiratorio, aunque los signos extrarrespiratorios también pueden verse.

CARNE CRUDA, PELIGRO POTENCIAL

Pese a que el riesgo de contagio por consumir carne infectada por M. *bovis* es baja, si no se cumplen con las medidas sanitarias y de cocción adecuadas, puede ocurrir.

La bacteria queda almacenada principalmente en los pulmones y en los ganglios linfáticos, aunque a veces también en los músculos, por lo que consumir carne insuficientemente cocinada puede transmitir la enfermedad, así como por la manipulación de los ganglios durante el sacrificio.

Pese a su poca o nula presencia en la actualidad, es una enfermedad de declaración obligatoria en la mayoría de países de la Unión Europea, incluyendo a España. Cualquier caso identificado se ha de notificar a la OIE.

Una vacuna prohibida

En la actualidad existe una vacuna disponible para prevenir la tuberculosis bovina, pero su uso no está permitido en la mayoría de los países. Esta falta de autorización se debe a su eficacia limitada, al no garantizar la prevención de la infección.

Por otro lado, la vacuna tiene un efecto aún más importante y es que puede intervenir en la prueba de la tuberculina. Esta prueba se realiza en las explotaciones ganaderas para identificar a los animales infectados por *M. bovis*. En el caso de que se emplease la vacunación como medida preventiva, se obtendrían falsos positivos, es decir, animales sanos que dan positivo a la infección. Todo ello generaría un verdadero problema en los programas de erradicación aplicados en la ganadería bovina, al imposibilitar la identificación correcta de casos reales.

Además, muchos países exigen animales libres de tuberculosis antes de que crucen sus fronteras y la vacunación impediría la identificación real.

En este capítulo vemos un claro ejemplo de éxito. Los controles sanitarios en la ganadería, el control de los productos en la cadena alimentaria o los programas de erradicación de animales enfermos han demostrado su eficacia para limitar el avance de una enfermedad. Sin obviar, el esfuerzo de todos los profesionales implicados, veterinarios, ganaderos o personal de mataderos.

JOSEPH LISTER Y LA ANTISEPSIA: LISTERIOSIS

E l trabajo pionero de Joseph Lister (1827-1912) sobre antisepsia contribuyó, y mucho, a la prevención de las infecciones postquirúrgicas. Sus avances causaron tal impacto en la medicina del siglo XIX que, sin haber descubierto la enfermedad, la listeria fue llamada así en su honor.

Lister promovió la higiene antiséptica del instrumental de quirófano y también de su entorno como medidas indispensables para evitar el contagio de enfermedades. De esta manera asentó las bases de la cirugía aséptica. Su trabajo supuso un cambio radical en la medicina quirúrgica, gracias al cual se redujo el número de muertes por infecciones postquirúrgicas.

Bacterium monocytogenes, la bacteria causante de la enfermedad, fue identificada en 1926 por el médico y veterinario E. G. D. Murray. Al principio llevaba ese nombre, pero un año más tarde, fue renombrada por el bacteriólogo J. H. Pirie como *Listeria monocytogenes* con el fin de reconocer la labor de Joseph Lister.

Existen casos similares a este, en el que el agente etiológico de la enfermedad no lleva el nombre de su descubridor sino el de otro investigador, cuyo trabajo quiere ser reconocido de esta manera. Por ejemplo, *Salmonella* spp. fue descubierta en 1885 por Theobald Smith y debe su nombre a Daniel Elmer Salmon, en reconocimiento a sus contribuciones a la bacteriología veterinaria. *Yersinia pestis* es llamada así por Alexandre Yersin, que descubrió al agente causal, sin embargo, la peste se estudiaba ya desde hacía siglos, por tanto, contribuyeron a su conocimiento muchos científicos.

En la actualidad

La enfermedad de la listeriosis sigue manteniéndose activa hoy en día y de vez en cuando se notifican casos más o menos relevantes. Uno de los brotes más recientes tuvo lugar en Sudáfrica entre 2017-2018 y es considerado incluso el mayor brote registrado de la enfermedad. La causa fue el consumo de productos cárnicos procesados (salchichas, chorizo, jamón cocido y mortadela), y provocó alrededor de doscientas muertes.

En España hubo un caso similar en 2019 por el consumo de carne mechada contaminada. Aunque sus índices de mortalidad fueron muy inferiores, con cuatro muertes a sus espaldas, puso de manifiesto la necesidad de un control continuo y exigente en la industria alimentaria.

Francia y Estados Unidos en 2022 también sufrieron sus efectos al consumir quesos blandos elaborados con leche cruda o por ensaladas empaquetadas.

Estos casos recientes nos alertan del peligro, aún actual, de los errores cometidos dentro de la cadena alimentaria y de la necesidad de una detección rápida de los casos.

Listeria

Dentro del género *Listeria* encontramos diferentes especies, aunque desde el punto de vista de la seguridad alimentaria, la especie de interés es *Listeria monocytogenes*, agente patógeno en humanos y en animales.

L. monocytogenes es la bacteria causante de la enfermedad de la listeriosis, una zoonosis no muy frecuente pero que, cuando aparece, provoca una mortalidad relevante.

Una característica que la hace realmente peligrosa es su capacidad para sobrevivir en condiciones extremas. Puede vivir en condiciones de refrigeración, con temperaturas de 4 ºC, en ambientes con niveles altos de sal e incluso en entornos con pH ácidos. Debido a esta gran resistencia ostenta el título de la bacteria más resistente dentro de la cadena alimentaria, y es capaz de contaminar un alimento tanto en su proceso de producción como en su almacenamiento o preparación.

Su capacidad psicrotrófica, es decir, de poder crecer a bajas temperaturas, hace que los alimentos listos para consumo, que no se cocinan antes de ingerirse, sean un foco altamente peligroso de infección.

Podemos encontrar, por tanto, a *Listeria* en el suelo, en el agua, en la vegetación, en materia en descomposición, en superficies, así como en quesos curados, productos cárnicos salados, carnes procesadas como embutidos, vegetales crudos, pescados en conserva y alimentos marinados o en escabeche.

La infección puede producirse en una gran variedad de especies animales, pero el impacto en la salud pública se produce por la infección en rumiantes. Cuando el forraje no se compacta bien o entra aire durante su almacenamiento, se corre el riesgo de que florezcan las bacterias, principalmente *Listeria* spp., lo que causará la infección de los rumiantes que lo consuman. El agua contaminada por heces o por residuos agrícolas también puede enfermar al ganado.

El consumo de ensilado contaminado, especialmente aquel que no ha sido fermentado de forma adecuada y que presenta un pH superior a 5, se convierte en el entorno ideal para la listeriosis.

La transmisión láctea tampoco es despreciable en animales, especialmente si la bacteria llega a colonizar las glándulas mamarias. Los terneros se contagian al mamar y los humanos al consumir leche cruda sin pasteurizar. La transmisión transplacentaria también puede ocurrir y provocar abortos o partos prematuros tanto en animales como en el ser humano.

Se ha identificado que la bacteria *Listeria* puede entrar en una explotación o en la industria alimentaria a través de la tierra adherida a la suela de las botas o a la vestimenta de los operarios. Esto refuerza la importancia de la higiene en los accesos de una explotación ganadera o una planta de producción.

Otro causa de riesgo es que muchos huéspedes, humanos o animales, pueden ser asintomáticos, aunque eliminan la bacteria a través de las heces. *Listeria* permanece en los intestinos sin causar daño, pero se libera al ir al baño y, si no se mantiene una higiene de manos adecuada, puede contaminar superficies o alimentos.

EL PROBLEMA DE LOS BIOFILMS

Los biofilms representan un gran desafío de salud pública para la comunidad científica. Son un peligro tanto para la industria alimentaria, siendo causa de importantes brotes, como para la medicina, al contaminar el instrumental clínico. Realmente ningún sector está exento de padecer sus efectos, pues también provocan riesgos en la industria farmacéutica, los sistemas de distribución de agua potable, la ganadería y la agricultura.

Los microorganismos conforman comunidades con el fin de sobrevivir y adaptarse, creando los biofilms. Las bacterias, por ejemplo, se organizan agrupándose sobre una superficie rodeadas de una matriz extracelular, y de esta manera se protegen del medio ambiente y de la acción antibiótica.

Este tipo de organización permite que los microorganismos sobrevivan con aportes mínimos de nutrientes y agua. Los métodos de desinfección más habituales no les perjudican, lo que representa un verdadero desafío en las plantas de producción de alimentos y, en general, en toda la cadena alimentaria. *L. monocytogenes* puede permanecer incluso durante años en superficies.

En la actualidad, existen diferentes métodos para poder destruir esta capa externa tan resistente de los biofilms y combatir esta amenaza biológica: raspar las superficies contaminadas, emplear agua a presión, los tratamientos térmicos a más de 60 °C, el uso de desinfectantes fuertes (soluciones de cloro), el uso de peróxido de hidrógeno, de enzimas (lipasas, proteasas) o de bacteriófagos (virus que infectan a las bacterias de los biofilms), entre otros.

¿Cómo evitar que crezca *Listeria* en ambientes en los que es resistente?

Pese a la gran resistencia de *Listeria*, existen medios para prevenir su propagación y evitar el contagio. Conocer en profundidad al agente etiológico permite descubrir las maneras más efectivas de hacer frente a las infecciones.

En la industria alimentaria se implementan diversas medidas para controlar la proliferación de *Listeria*, entre las que destacan el control de la temperatura, manteniendo los alimentos perecederos refrigerados a una temperatura inferior a los 4 °C; la separación de los alimentos crudos de aquellos listos para el consumo con el fin de evitar la contaminación cruzada; el uso de materiales lisos y no porosos como el acero inoxidable que dificultan la formación de biofilms; la pasteurización de los productos lácteos, el monitoreo microbiológico continuo y el uso de agentes químicos.

¿QUÉ FUE ANTES, LA *SALMONELLA* O EL HUEVO?

Es cierto que el huevo crudo o mal cocinado ha estado siempre vinculado a la aparición de diarreas más o menos graves. Los huevos frescos, incluso aquellos en los que no se observa suciedad ni desperfectos en su superficie, pueden contener una bacteria en su interior, la *Salmonella*.

La cáscara protege al huevo del ataque de microorganismos externos, pero no garantiza al cien por cien que su interior se vea libre de bacterias.

SALMONELLA

En este caso hablamos de la bacteria *Salmonella* spp., que pertenece a la familia *Enterobacteriaceae*. Prestando atención a la etimología de la palabra, *entero* proviene del griego y significa 'intestino', lo que ya nos da una idea del cuadro clínico que caracteriza a esta familia de bacterias.

Se han identificado diferentes serovariedades de *Salmonella* con distintos grados de virulencia, lo que denota su gran capacidad de adaptación a diferentes medios. Aquellas que pueden

Medidas de prevención en el hogar

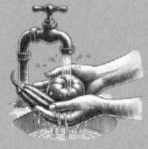

Lavado de alimentos frescos

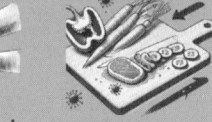

Evitar **contaminación cruzada**

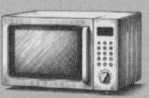

Calentar bien alimentos si han estado refrigerados por más de 24 horas.

Refrigeración adecuada menor a **4ºC** y el **congelador** a **-18ºC**

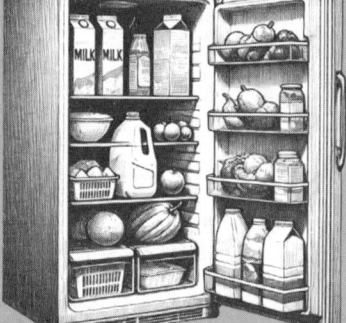

Limpieza y **desinfección** regular en profundidad del refrigerador.

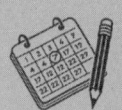

Atender a las **fechas de caducidad**

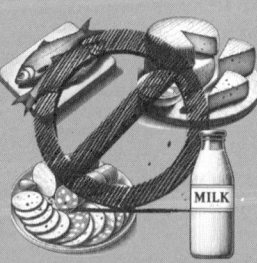

Embarazadas, ancianos e inmunodeprimidos evitar consumo de leche cruda, quesos blandos, pescados ahumadas y carnes frías afectar al ser humano son *Salmonella typhi,* causa principal de la fiebre tifoidea, *Salmonella enteritidis* y *Salmonella typhimurium,* responsables del cuadro gastrointestinal característico de la salmonelosis.

La bacteria se ha aislado en todas las especies de mamíferos, aves, anfibios, reptiles, incluso los peces pueden llegar a infectarse. Como vemos, ninguna especie animal se encuentra libre del riesgo de contagio, pero en algunas especies, como el ganado vacuno, los caballos y las ovejas, se han detectado más casos en comparación.

Debido a su presencia en huéspedes tan distintos, su distribución también es muy amplia, encontrándose en todos los continentes. Pese a ello, es más frecuente en zonas en las que se realiza la ganadería intensiva. El número de animales y el espacio son una fuente de cultivo y propagación que la bacteria sabe aprovechar para permanecer activa.

Hemos de saber que *Salmonella* habita en el tracto gastrointestinal de los huéspedes mencionados y aflora en determinadas situaciones. Sistema inmunitario débil, estrés o cambios en la microbiota intestinal son algunos de los factores que interrumpen esta bonita amistad.

Datos escatológicos de la enfermedad

Salmonella spp., encuentra tanto en los animales silvestres como en los animales domésticos, y también en los alimentos y en el agua contaminada, unos huéspedes naturales en los que permanecer y transmitirse.

El contagio por *Salmonella* ocurre principalmente por contacto directo con la bacteria, ya sea por proximidad con otro huésped infectado, por contacto con sus heces o por consumir alimentos contaminados.

Los animales infectados liberan a la bacteria a través de sus heces y esta excreción puede ocurrir de forma puntual o bien de forma continua. Este es uno de los motivos por los que nunca se debe bajar la guardia en lo que respecta a las medidas de prevención.

Una peculiaridad de *Salmonella* spp. es que tiene la capacidad de permanecer en los ganglios linfáticos provocando una infección latente de la enfermedad para después liberarse en momentos concretos, aprovechando, por ejemplo, un sistema inmunitario débil y despistado.

Los alimentos, el agua de consumo y la carne cruda, con mayor frecuencia la de ave, son las fuentes de infección más frecuentes tanto para el ser humano como para los animales. También los huevos o los productos lácteos no pasteurizados, las frutas y las verduras que no han sido lavadas correctamente pueden presentar el riesgo de transmitir *Salmonella*.

Quizá te estés preguntando: «¿Por qué es especialmente vulnerable al contagio la carne de ave?». La respuesta engloba diferentes razones tanto ambientales como biológicas.

Las aves de corral se suelen criar bajo sistemas de producción intensiva. El hacinamiento en este tipo de instalaciones favorece la propagación de enfermedades, por lo que el contagio es mucho más fácil. Por otro lado, el estrés que experimentan los animales en estas condiciones hace que su sistema inmunitario se debilite, lo que aumenta su susceptibilidad a las enfermedades.

La bacteria puede permanecer tanto en las plumas de las aves como en sus vísceras, siendo fuentes de contagio en el momento del sacrificio. El momento en el que se despieza el animal es crítico. El contacto de las plumas, las vísceras o el tracto digestivo con los músculos de las aves puede infectarlos, y provocar después la infección en el humano que los ingiere.

Las aves pueden actuar de portadoras de *Salmonella* en sus intestinos siendo totalmente asintomáticas. Esto supone una ventaja para este grupo de bacterias y una desventaja para nosotros, ya que el diagnóstico será mucho más difícil. Además, los ovarios de las aves pueden infectarse y formar huevos ya contaminados por *Salmonella* en su interior. Esta es la razón por la que huevos, a pesar de que no se evidencie suciedad en la cáscara ni desperfectos en la superficie, pueden ser igualmente fuentes de infección, pues guardan el peligro en su interior.

En consecuencia, te preguntarás: «¿Cómo puedo evitar entonces que los huevos o la carne de ave se contaminen?, o ¿cómo puedo garantizar que el huevo que he cocinado para comer sea saludable?».

Existen diferentes medidas para evitar al máximo enfermar por una salmonelosis. Lo primero de todo, y el punto en el que el consumidor tiene menos poder de actuación, es el control sanitario en las producciones de aves ponedoras. En este aspecto, resulta de vital importancia que los veterinarios oficiales, encargados de realizar las inspecciones rutinarias, valoren diferentes parámetros, como el estado general de los animales y la presencia o no de signos de enfermedad, prestando especial atención a síntomas como el letargo, la diarrea, la disnea (dificultad respiratoria), lesiones cutáneas o inflamatorias. Además, también es muy importante el análisis del producto, observando si existen anomalías en su superficie, por ejemplo, cáscaras demasiado blandas.

Asimismo, durante los controles rutinarios, también es necesario valorar las condiciones de producción, considerando aspectos como el cumplimiento por parte de las instalaciones de la normativa vigente en cuanto a espacio, ventilación y temperatura, el desempeño de protocolos de limpieza rutinarios y la existencia de un sistema de control de plagas.

La posibilidad de que haya roedores en las instalaciones es un punto clave. Debe erradicarse cualquier foco de estos animales en las granjas avícolas, pues es crucial para evitar que las aves se contagien. Las ratas y los ratones actúan como reservorios y también como vectores de la bacteria.

La vacunación es otro de los pilares preventivos esenciales, de hecho, en algunos países se vacuna a todas las aves de corral. Esta medida ha llegado a ser obligatoria frente a *Salmonella enteritidis* y *Typhimurium* por el alto riesgo de contagio y las elevadas pérdidas económicas que implica su aparición.

Ya conocemos algunos datos relevantes sobre esta enfermedad, pero su ciclo de transmisión es mucho más complejo, debido en gran parte a la implicación de una amplia variedad de huéspedes. Para facilitar su comprensión, a continuación, se especifican ciertos detalles sobre su ciclo y se indica la participación de todos los posibles huéspedes.

Reservorios principales (fuentes de infección)

Aves de corral
- Portan *Salmonella* en su tracto intestinal, siendo asintomáticas.
- Algunas aves pueden llegar a enfermar dependiendo del estado inmunitario, de la edad del animal o de la virulencia de la cepa.
- Contaminan el medio ambiente y los huevos con sus heces.

Mamíferos
- El ganado bovino, caprino, ovino y porcino se contagia por consumir alimentos contaminados.
- Estos animales se convierten en reservorios de la enfermedad siendo portadores asintomáticos.
- Algunos animales pueden llegar a enfermar dependiendo de su estado inmunitario, de la edad del animal o de la virulencia de la cepa.
- Los roedores actúan como vectores de *Salmonella* al contaminar por medio de sus heces el alimento o el agua.

Reptiles y anfibios
- Tortugas, ranas y lagartos son portadores comunes de *Salmonella* y la transmiten a través de sus heces.

Vehículos de transmisión en animales de granja

Alimentos y agua contaminados
- El pienso y el agua contaminados con heces de roedores transmiten la enfermedad cuando son consumidos.

Ambiente contaminado
- Camas, corrales o utensilios contaminados por heces.

Contacto directo
- Contaminación feco-oral favorecido por las condiciones de hacinamiento.

Transmisión vertical (en las aves de corral)
- La madre transmite la infección a los huevos.

¿Y en los humanos?

- Consumo de alimentos contaminados: carne curda o poco cocinada, especialmente de ave; huevos contaminados, leche no pasteurizada y frutas y verduras contaminadas.
- Manipulación sin medidas higiénicas de aves de corral, así como de tortugas, lagartos y ranas.
- La transmisión entre humanos se produce cuando la persona infectada va al baño, no se lava las manos y toca diversos alimentos.

Al observar las diferentes vías de transmisión, te habrás percatado de que los roedores tienen un papel importante en este ciclo. Pues bien, ¿cómo se contagian estos animales? *Salmonella* se aprovecha de estos diminutos animalillos y de su agilidad para desplazarse para diseminar la enfermedad con facilidad.

Los roedores se suelen contagiar por consumir restos de alimentos humanos contaminados con *Salmonella*, o por ingerir agua contaminada de charcas o tuberías. Por otro lado, la coprofagia (ingestión de heces; *kópros*, 'estiércol', y *-phagia*, 'comer'), una costumbre natural de estos animales, favorece la infección, y el canibalismo a causa del hacinamiento facilita también su transmisión. Por último, y por si fuera poco, las madres pueden transmitir la enfermedad a sus crías en el momento del parto o en sus primeros días de vida.

Esta enfermedad zoonótica es bien conocida, y no es para menos, ya que afecta a todo el planeta, tanto a países desarrollados como en vías de desarrollo, puede encontrarse en casi todas las especies animales, el consumo de alimentos se encuentra muy vinculado a la infección en humanos y existe una gran variabilidad de serotipos de la bacteria.

Salmonella nos acompaña desde hace tanto tiempo que algunas cepas incluso han desarrollado resistencia a los antibióticos, derivado del uso indiscriminado e inadecuado de antimicrobianos tanto en medicina humana como animal.

Síntomas visibles

El tratamiento se encuentra muy vinculado al cuadro clínico de los afectados. En cuanto a la sintomatología, es común que aparezca una gastroenteritis aguda, aunque en determinados casos pueden surgir complicaciones que afecten a distintos órganos. Tras la infección, los síntomas pueden aparecer al cabo de seis horas o tres días, siendo los más comunes fiebre, diarrea, dolor abdominal y malestar general. En una semana se suele resolver si no hay complicaciones.

En las formas más graves de la enfermedad, las provocadas por *S. typhi* o *S. paratyphy,* aparece un cuadro de fiebre tifoidea, con fiebre prolongada, dolores intensos de cabeza, episodios de estreñimiento seguidos de diarrea, manchas abdominales e incluso perforación intestinal.

En animales, la sintomatología es bastante parecida. Las aves de corral, como ya sabemos, suelen ser animales asintomáticos, pero, en el caso de que desarrollen el cuadro, este se manifiesta con diarrea acuosa verdosa o blanquecina, pérdida del apetito, plumaje erizado y debilidad. También se produce una elevada mortalidad en los pollos, sobre todo provocada por *S. pollorum* y *S. gallinarum*.

En el resto de las especies animales, la aparición de fiebre, la diarrea acuosa, e incluso hemorrágica, y la pérdida de peso son síntomas comunes.

Como puedes ver, todo lo que provoca *Salmonella* tiene repercusiones directas tanto en la salud de los animales como a nivel económico, pues la puesta de huevos disminuye y, en función de la severidad de la infección, a veces resulta necesario discriminar a los animales infectados, pues su carne no es apta para el consumo humano o animal.

Tratamiento

La salmonelosis tanto en humanos como en animales es leve y no suele aparecer el cuadro grave de la enfermedad. Se considera una enfermedad autolimitante, es decir, con el paso de los días, los enfermos se suelen recuperar sin necesidad de recibir ningún tratamiento específico.

Las medidas comunes para todos los individuos infectados es la rehidratación oral o intravenosa para reponer el líquido perdido, la reducción del estrés y el manejo nutricional. El uso de antibióticos suele estar indicado en el caso de que surjan complicaciones, siempre bajo supervisión veterinaria, en las aves de corral (enrofloxacino o amoxicilina), en bovinos (cefalosporinas o florfenicol), en porcino (enrofloxacino, amoxicilina o colistina), équidos (gentamicina con penicilina), en perros y gatos (enrofloxacino, amoxicilina-clavulánico) y en reptiles (enrofloxacino).

Además, las vacunas están disponibles para muchas especies animales como prevención, aunque las aves de corral son el pri-

¿CÓMO COCINAR UN HUEVO Y NO MORIR EN EL INTENTO?

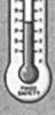

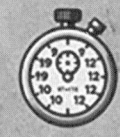

No utilizar huevos con cáscara rota y revisar la fecha de caducidad

Huevos duros
Llevar el agua a ebullición y cocinarlo durante 9-12 minutos

Ante dudas: verificar si el interior del huevo a alcanzado al menos 71 °c en la cocción

Enfriar el huevo antes de pelarlo y consumirlos inmediatamente o refrigerarlos

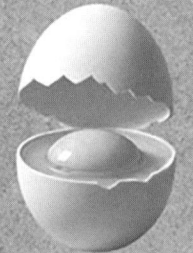

Almacenaje de los huevos en refrigeración a temperatura inferior a 5°c

Huevos fritos
Cocinar hasta la clara esté cuajada (sin partes líquidas)

Tortillas
Cocinar hasta no ver partes líquidas.

Uso de huevos pasteurizados para preparaciones con huevo crudo (mayonesa)

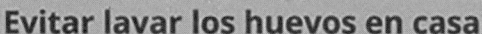

Evitar lavar los huevos en casa

Lavar los huevos puede eliminar la cutícula protectora natural de la cáscara, facilitando la entrada de bacterias a través de los poros.

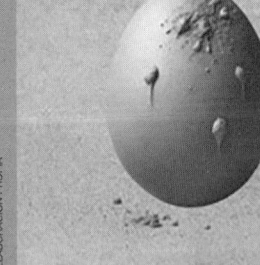

Si presentan suciedad visible, utilizar un paño seco, papel de cocina o un cepillo suave para eliminar los restos de heces o suciedad.

mer objetivo de vacunación por su papel en la transmisión y en la cadena alimentaria.

En humanos también existen vacunas disponibles, aunque destinadas a prevenir la fiebre tifoidea, enfermedad causada por *S. typhy*. La vacunación se aplica a personas vulnerables que viajen a regiones endémicas, como África, Asia, o América Latina, y a los profesionales de laboratorio que manejen *S. typhy*.

En el caso de infecciones en las que que se requiera un tratamiento más intensivo y no general también es necesario el uso de antibióticos, principalmente fluoroquinolonas o cefalosporinas.

Entonces, ¿qué fue antes, la *Salmonella* o el huevo? La ciencia lo indica claramente: la presencia de *Salmonella* es anterior al consumo del huevo como alimento. Este organismo bacteriano existía desde mucho antes y se ha ido adaptando a diferentes especies y ambientes. El ser humano no sabía que al domesticar las aves no solo dispondría de una fuente de alimento, sino que también encontraría enfermedades . Al final, la historia de la *Salmonella* y el huevo no es una competición sobre quién llegó primero, sino una relación sobre la que se ha de seguir trabajando para garantizar la salud de todos.

¿ALGUIEN HA VISTO A UN LINDO LORITO?: PSITACOSIS O CLAMIDIOSIS AVIAR

La psitacosis en humanos o clamidiasis en aves es una zoonosis bacteriana causada por la presencia de *Chlamydia psittaci*. La enfermedad también es conocida como fiebre del loro, por el cuadro de fiebre en humanos, o también como ornitosis, que hace referencia a la forma general de infección transmitida por aves.

Se conocen diferentes serotipos bacterianos y, dentro de estos, los genotipos de *C. psittaci* se clasifican en genotipo A, presente en aves psitácidas; genotipo B, asociado con torcazas, psitácidas y pavos; genotipo C, presente en pavos y gansos; genotipo D, aislado en pavos y la forma más virulenta; genotipo E, con una amplia variedad de huéspedes aviares (torcazas, pavos, patos y ratites), y, por último, el genotipo F, presente en pavos y aves psitácidas.

Chlamydia, como vemos, tiene cierta predilección por las aves psitácidas, es decir, por los periquitos, agapornis, cacatúas, ninfas, guacamayos y loros. Aunque cualquier especie aviar puede ser susceptible a sus efectos. También se han notificado casos puntuales en mamíferos, en perros, gatos, caballos y vacas.

Las aves de corral también pueden enfermarse, más frecuentemente los patos y pavos, e incluso se ha llegado a aislar en las columbiformes (torcazas y palomas), en algunas aves silvestres, como las gaviotas, las garzas o los gorriones, y más raramente, en canarios y pinzones.

El grupo más afectado, el de los psitaciformes, está presentes sobre todo en las regiones tropicales y subtropicales. Sin embargo, y debido al comercio de animales como mascotas, se puede llegar a encontrar en otras partes del mundo, haciendo que *C. psittaci* se identifique en todos los continentes.

UN PELÍN DE HISTORIA

Al principio se pensaba que el origen de la enfermedad era vírico y eso hizo que se retrasase la comprensión de la forma de actuar de la enfermedad. En 1879, el médico alemán Moritz Litten, aún sin identificar al organismo patógeno causante, describió un caso de neumonía en humanos que relacionó con el contacto con loros. En 1930 se identificó a la bacteria. El bacteriólogo Paul Morange observó por primera vez a un organismo intracelular en tejidos de aves y de humanos enfermos. En ese momento se pensaba aún que la causa era un virus por sus dimensiones tan diminutas.

Las investigaciones de los americanos H. R. Cox y M. L. Green también aportaron datos relevantes extraídos del estudio de brotes de psitacosis. No obstante, no fue hasta el año 1960, con el avance en microscopía electrónica, cuando se confirmó que la causa del cuadro clínico era una bacteria intracelular obligada, es decir, con capacidad de provocar únicamente enfermedad dentro de las células de su huésped.

SI VEO ESTO EN UN AVE, ME APARTO

Al igual que otros animales, las aves por instinto de supervivencia evitan mostrar signos de debilidad que favorezcan su muerte en la naturaleza. Por ello, en muchas ocasiones, identificar a un ave enferma puede llegar a ser bastante complejo.

Sin embargo, al inicio de cualquier proceso infeccioso se puede detectar una ligera pérdida de apetito, aunque muchas veces pasa inadvertida. En estadios más avanzados de la enfermedad (y esta progresa muy rápido debido al metabolismo acelerado de las aves) aparecen signos más evidentes, como cambios en el plumaje, falta de actividad, secreciones, heces con color anómalo, etc.

En el caso de la clamidiosis, la enfermedad suele ser asintomática y, bajo situaciones de estrés, aparecen signos como anorexia, letargo, plumaje encrespado o secreciones oculonasales. Una persona puede infectarse al encontrarse cerca de un ave enferma y respirar, por ejemplo, el ambiente cargado con polvo o partículas de pluma contaminados. Los picotazos y el contacto con las heces también pueden ser fuente de infección. La transmisión se agrava para el ser humano, ya que las aves infectadas pueden eliminar incluso *C. psittaci* durante meses.

El cuadro clínico que aparece es bastante similar al de las aves, excluyendo obviamente el del plumaje. Signos clínicos similares a los de la gripe, con fiebre, escalofríos, dificultad respiratoria y malestar general. Como en casi todas las enfermedades zoonóticas, el contagio entre personas es bastante poco probable, siendo, en este caso, las aves su principal foco de infección. Los antibióticos son el tratamiento de elección y, en el caso de las aves, a parte de estos, es necesario también el aislamiento de los animales afectados.

Ahora bien, si tengo un pájaro como animal de compañía, ¿existe mucho riesgo de contagio?

Si tienes un ave en una jaula, a pesar de que no es el entorno ideal para ella, sin contacto directo con el exterior, las probabilidades de contagio son bastante bajas, por no decir bastante improbables. Sin embargo, no existe un riesgo cero, ya que determinadas situaciones propician su aparición. Por ejemplo, la adquisición de un ejemplar que no ha pasado por los controles veterinarios pertinentes o la falta de higiene en la jaula por acumulación de heces y plumas pueden favorecer el contagio de la enfermedad.

Como norma general, y exceptuando a las aves que tenemos en casa, especialmente a aquellas sin amistad con otras aves, se debe evitar el contacto con sus secreciones o estar cerca de ejemplares de los que no se tenga control sobre su estado sanitario.

Los trabajadores de explotaciones avícolas tienen una mayor dificultad a la hora de tomar medidas preventivas, pues no pueden disminuir el contacto con estos animales. Por tanto, deben extremar las precauciones, separar a los ejemplares enfermos y desinfectar las instalaciones. Una correcta ventilación y la disposición de las jaulas minimizan el riesgo, sobre todo conviene separar lo máximo posible al ave de sus heces o secreciones.

A lo largo de este apartado hemos podido conocer más acerca de esta enfermedad que afecta a las aves y, a través de su contacto con ellas, al ser humano. Quizá el mundo de las aves sea poco conocido para el público en general. Con el fin de ayudarte, a continuación encontrarás una tabla de clasificación de los diferentes órdenes de aves, de este modo, te podrás hacer una ligera idea del grupo al que pertenece cada una de ellas. ¡De nada!

Superorden	Órdenes	Ejemplos de especies	Características clave
Palaeognathae	Struthioniformes	Avestruz (*Struthio camelus*)	Aves no voladoras grandes, patas fuertes
	Rheiformes	Ñandú (*Rhea americana*)	Similares al avestruz, más pequeños, habitan en Sudamérica

Superorden	Órdenes	Ejemplos de especies	Características clave
	Tinamiformes	Tinamúes (*Crypturellus soui*)	Aves terrestres que pueden volar, distribuidas en América
	Casuariiformes	Casuarios (*Casuarius casuarius*), emú	Aves terrestres grandes, plumaje denso
	Apterygiformes	Kiwis (*Apteryx mantelli*)	Pequeñas, nocturnas, no voladoras, nativas de Nueva Zelanda
Neognathae	Anseriformes	Patos, cisnes, gansos	Aves acuáticas, patas palmeadas, pico ancho
	Galliformes	Gallinas, pavos, faisanes	Terrestres, patas fuertes, se alimentan de semillas
	Podicipediformes	Somormujos (*Podiceps cristatus*)	Aves acuáticas, patas lobuladas, excelentes nadadoras
	Phoenicopteriformes	Flamencos (*Phoenicopterus roseus*)	Picos curvados especializados en filtrar agua
	Columbiformes	Palomas, tórtolas	Picos cortos, vuelo rápido, adaptadas a hábitats variados
	Pterocliformes	Ganga (*Pterocles alchata*)	Aves del desierto, capacidad de retener agua en el plumaje
	Mesitornithiformes	Mesitos (*Mesitornis unicolor*)	Endémicas de Madagascar, terrestres y con vuelo débil

Superorden	Órdenes	Ejemplos de especies	Características clave
	Caprimulgiformes	Chotacabras (*Caprimulgus europaeus*)	Aves nocturnas, bocas grandes para capturar insectos
	Apodiformes	Vencejos (*Apus apus*), colibríes	Vuelo rápido, alas largas, excelente habilidad para el vuelo
	Gruiformes	Grullas (*Grus grus*), rascones	Habitan humedales, piernas largas
	Charadriiformes	Gaviotas, chorlitos, frailecillos	Aves acuáticas costeras, gran diversidad
	Gaviiformes	Colimbos (*Gavia immer*)	Aves acuáticas, excelentes buceadoras
	Sphenisciformes	Pingüinos (*Aptenodytes forsteri*)	Aves marinas no voladoras, adaptadas al buceo
	Procellariiformes	Albatros, petreles	Aves marinas de vuelo extendido, picos tubulares
	Pelecaniformes	Pelícanos, cormoranes	Bolsas gulares para capturar peces, patas palmeadas
	Suliformes	Fragatas, piqueros	Aves marinas buceadoras o planeadoras
	Ciconiiformes	Cigüeñas (*Ciconia ciconia*)	Aves de humedales, patas y picos largos

Superorden	Órdenes	Ejemplos de especies	Características clave
	Cathartiformes	Buitres del Nuevo Mundo (*Cathartidae*), rapaces carroñeras	Rapaces carroñeras
	Accipitriformes	Águilas	Rapaces diurnas, picos curvados y garras fuertes
	Strigiformes	Búhos, lechuzas	Rapaces nocturnas, excelente visión y oído
	Coliiformes	Colíos (*Colius striatus*)	Aves africanas con colas largas
	Trogoniformes	Trogones (*Trogon violaceus*)	Aves de colores brillantes, de regiones tropicales
	Coraciiformes	Martín pescador, abubillas	Picos fuertes, colores llamativos, diversidad de hábitos
	Piciformes	Pájaros carpinteros (*Picus viridis*), tucanes	Picos fuertes adaptados para taladrar madera
	Passeriformes	Gorriones, mirlos, cuervos	Aves cantoras, pies adaptados para posarse, gran diversidad
	Psittaciformes	Loros, guacamayos, periquitos	Picos curvados, gran inteligencia, colores vivos

Fuente: Elaboración propia.

LAS GARRAPATAS, UNAS COMPAÑERAS DE VIAJE PELIGROSAS

Todo tutor de mascotas teme encontrar uno de estos parásitos en las orejas de su compañero peludo. Cumplir con el protocolo de desparasitación ayuda a evitar la incomodidad de retirar una garrapata de la piel de tu perro y también, y muy importante, previene la aparición de riesgos importantes para la salud.

Entre las enfermedades que pueden transmitir las garrapatas destacan las rickettsiosis. La exposición a perros infestados con estos parásitos, así como el contacto con pulgas y otros vectores, puede favorecer la infección en humanos.

Dentro de este grupo, las rickettsiosis más comunes son la fiebre de las Montañas Rocosas, la fiebre botonosa mediterránea y la ehrlichiosis. Todas ellas son causadas por bacterias del género *Rickettsia*, microorganismos intracelulares obligados, por lo que necesitan las células de su huésped para sobrevivir.

En la transmisión participan principalmente las garrapatas, siendo este el vector principal, aunque en algunas especies participan también las pulgas y los piojos.

A continuación, exploraremos algunos de los datos clave de estas enfermedades.

Fiebre botonosa mediterránea
- Agente etiológico: *Rickettsia coronii*
- Vector: garrapata marrón del perro (*Rhipicephalus sanguineus*)
- Reservorio principal: perros y otros animales domésticos o salvajes
- Localización: región mediterránea (incluyendo a España)
- Época: estacional en verano y otoño
- Sintomatología: erupciones cutáneas, siendo característica la aparición de una mancha negra en el lugar de la picadura
- Tratamiento: antibiótico (doxiciclina) durante 5-7 días

Fiebre de las Montañas Rocosas
- Agente etiológico: *Rickettsia rickettsii*
- Vector: garrapatas (*Dermacentor* spp., *Rhipicephalus* spp.)
- Reservorio principal: perros, roedores y otros mamíferos
- Localización: América
- Época: primavera y verano
- Sintomatología: erupciones cutáneas, fiebre alta y cefaleas
- Tratamiento: doxiciclina 7-10 días. Mortalidad alta si no se administra el antibiótico a tiempo

Ehrlichiosis
- Agente causal:
  — *Ehrlichia chaffensis*: ehrlichiosis monocítica humana
  — *Ehrlichia ewingii*: ehrlichiosis granulocítica humana
  — *Ehrlichia canis*: común en perros y puede afectar a humanos
- Vector: garrapatas (*Amblyomma* spp. y *Rhipicephalus sanguineus*)
- Reservorio principal: perros, ciervos, roedores y otros mamíferos
- Localización: Europa y América del Norte
- Época: primavera y verano

- Sintomatología: síntomas inespecíficos y en el caso de no recibir tratamiento síntomas graves como insuficiencia respiratoria, hepática o hemorragia entre otros
- Tratamiento: doxiciclina 7-14 días. En embarazadas, rifampicinas

Existen incluso más enfermedades dentro del grupo de las rickettsiosis, como, por ejemplo, el tifus murino, en el que no participan las garrapatas como vector sino las pulgas, y el TIBOLA (acrónimo que deriva del inglés *tick-borne lymphadenopathy*, linfadenopatía transmitida por garrapatas). No se explican en detalle pues se presentan con menor frecuencia en comparación con el resto.

Los distintos tipos de rickettsiosis son más o menos frecuentes en función del tipo de vector predominante en cada región. A continuación, a modo de ejemplo, se muestran los vectores principales presentes en España y las enfermedades asociadas.

Vector	Especie principal	Enfermedad asociada
Garrapatas	*Rhipicephalus sanguineus*	Fiebre botonosa mediterránea (*Rickettsia conorii*)
	Dermacentor marginatus	TIBOLA/DEBONEL (*R. slovaca*, *R. raoultii*)
	Ixodes ricinus	*Rickettsia helvetica*, *R. monacensis*
Pulgas	*Ctenocephalides felis*	Tifus murino (*Rickettsia typhi*)
	Xenopsylla cheopis	Tifus murino (*Rickettsia typhi*)
Piojos	*Pediculus humanus corporis*	Tifus epidémico (*Rickettsia prowazekii*)
Ácaros	*Leptotrombidium* spp.	Viruela por ácaros (*Orientia tsutsugamushi*)

Fuente: Elaboración propia.

Para entenderlo todo: el ciclo de la garrapata

La incidencia de las rickettsiosis está directamente relacionada con el ciclo de su principal vector, el de las garrapatas. Por ello es necesario comprender cómo se desarrolla este artrópodo. La garrapata atraviesa distintas fases en su ciclo de vida: huevo, larva, ninfa y adulto. En cada una de estas etapas puede actuar como vector y transmitir enfermedades tanto a animales como a humanos.

Ciclo de vida

- **Huevo:** las hembras depositan cientos o incluso miles de huevos en el suelo tras alimentarse de la sangre de sus huéspedes.
  Los huevos no producen infección, pero el entorno en el que se encuentran es una zona de exposición para animales y humanos.

- **Larva:** cuando las larvas emergen del huevo buscan un huésped para alimentarse. Huéspedes: los más habituales son pequeños roedores, aves o reptiles.
  Infección en humanos: poco frecuente, pero, ante la ausencia de sus huéspedes habituales, pueden infectarlos.
  Si las larvas se alimentan de reservorios infectados (por ejemplo, roedores portadores), pueden adquirir *Rickettsia* o *Borrelia* y actuar como vectores.

- **Ninfa:** tras alimentarse, las larvas mudan a ninfa y buscan un segundo huésped para continuar su desarrollo.
  Huéspedes: mamíferos superiores, el ser humano, aves o reptiles.

Infección en humanos: responsables del mayor número de infección en humanos (fiebre botonosa mediterránea). La infección se produce cuando muerden a su huésped y regurgitan saliva contaminada.

Ventaja: su pequeño tamaño hace que pasen desapercibidas y dificulta su detección.

- **Adultos:** las ninfas se desarrollan y se transforman en adultos.

Huéspedes: necesitan huéspedes más grandes, como el ganado, los perros y también los humanos.

Las hembras adultas se alimentan de sangre de sus huéspedes para reproducirse mientras que los machos raramente se alimentan.

Infección en humanos: por contacto directo con animales infectados o en ambientes con vegetación densa.

Como hemos visto, las personas pueden verse afectadas en diversas etapas del desarrollo de las garrapatas. Por ello, las principales medidas preventivas deben centrarse en el control de estos vectores. En las zonas urbanas, mediante la práctica de desparasitaciones de manera regular, y en zonas rurales, segando la hierba de manera habitual y reduciendo la vegetación densa con el fin de limitar el hábitat de los parásitos.

Como vemos, nuestras mascotas no están exentas de enfermedades, por tanto, nosotros tampoco. Aunque estas zoonosis no son demasiado frecuentes, es necesario conocer su existencia, especialmente en zonas con alta actividad de garrapatas. La información y la prevención son cruciales para minimizar cualquier riesgo y más cuando muchos de nosotros tenemos un contacto directo con compañeros peludos.

CONTINUAMOS CON LAS GARRAPATAS: ANAPLASMOSIS

P or si nos parecía poco con las enfermedades ya vistas transmitidas por garrapatas, estos parásitos también pueden transmitir otras bacterias. Es el caso de *Anaplasma phagocytophilum,* una bacteria intracelular obligada, que necesita invadir células, en particular los glóbulos blancos, para sobrevivir.

El término *anaplasmosis* proviene del griego *ana-* ('nuevo') y *plasma* ('sustancia'). Esta bacteria no sigue el patrón de forma típico de la mayoría de las bacterias, que son esféricas, sino que presenta una forma irregular.

La palabra *anaplasmosis* se emplea para identificar a todas aquellas enfermedades causadas por las especies del género *Anaplasma*, especialmente *A. phagocytophilum,* responsable de la anaplasmosis en humanos.

Otras especies de *Anaplasma* que causan anaplasmosis son:

- *Anaplasma marginale*: causa anaplasmosis en bovinos, transmitida por garrapatas del género *Rhipicephalus (Boophilus)*.
- *Anaplasma ovis*: anaplasmosis de los pequeños rumiantes (ovejas y cabras) y transmitida por *Rhipicephalus sanguineus*

(garrapata marrón del perro) y garrapatas del género *Hyalomma*.

• *Anaplasma platys:* anaplasmosis en perros, transmitida por *Rhipicephalus sanguineus.*

• *Anaplasma bovis* y *Anaplasma centrale:* anaplasmosis en rumiantes y transmitidas por *Rhipicephalus (Boophilus).*

A continuación nos centraremos en el análisis de la anaplasmosis humana con el fin de aprender más cosas sobre esta enfermedad.

Anaplasma phagocytophilum fue identificada hace relativamente poco tiempo, en los años noventa, en Estados Unidos, aunque ya circulaba entre los humanos desde mucho antes. El interés por ampliar nuestro conocimiento sobre las enfermedades transmitidas por vectores como las garrapatas se debe a que existe un mayor contacto con sus huéspedes principales, lo que ha generado más impacto en nuestra salud.

GARRAPATAS DE PATAS NEGRAS Y GARRAPATA COMÚN

Las garrapatas del género *Ixodes*, pequeñas si las comparamos con otros géneros como *Rhipicephalus,* actúan como vectores principales de *A. phagocytophilum.* Concretamente, *Ixodes scapularis* (garrapata de patas negras) en América del Norte, e *Ixodes ricinus* (garrapata común o del ciervo) en Europa.

Ixodes scapularis también transmite la enfermedad de Lyme, que se explicará más adelante, y su presencia es frecuente en zonas boscosas de vegetación densa. Estas garrapatas se alimentan de ciervos, roedores y accidentalmente de humanos, a quienes pueden infectar si están enfermas. Por otro lado, *Ixodes scapularis*, también conocida como garrapata común, participa en la transmisión de la enfermedad de Lyme y en la encefalitis trasmitida por garrapatas. Se encuentra en zonas rurales y bosques, y se alimenta de una gran variedad de animales silvestres y también domésticos.

Una gran diversidad de especies animales pueden actuar como reservorios asintomáticos de *Anaplasma*, como, por ejemplo, los ciervos, manteniendo de esta manera el ciclo de la infección.

LOS GLÓBULOS BLANCOS COMO OBJETIVO

Ya conocemos el ciclo de vida de las garrapatas, por lo que es necesario incidir en él, no obstante destacaremos algunas particularidades de la transmisión de la anaplasmosis. La garrapata, tras infectarse al ingerir sangre de un animal infectado por *A. phagocytophilum*, se convierte en infectiva para otros huéspedes, incluidos los humanos. Al inyectar la bacteria a través de su mordedura, esta se disemina por el torrente sanguíneo y alcanza los glóbulos blancos, específicamente los neutrófilos, donde se replica.

El sistema inmunitario detecta la presencia bacteriana en sus células y responde activando la producción de células inmunitarias para controlar la infección. La replicación de *A. phagocytophilum* en los glóbulos blancos hace que la anaplasmosis afecte más directamente al sistema inmunitario en comparación con otras enfermedades transmitidas por garrapatas.

La anaplasmosis se manifiesta al cabo de 1-2 semanas después de la picadura. Los síntomas más comunes incluyen fiebre, malestar general, escalofríos, dolor de cabeza, fatiga y náuseas. En personas inmunodeprimidas suelen aparecer complicaciones graves como una insuficiencia multiorgánica.

Curiosidades sobre la anaplasmosis
- El cambio climático está alterando la distribución natural de las garrapatas, lo que ha llevado a la aparición de la enfermedad en regiones poco comunes.

- La anaplasmosis es una de las enfermedades que causa mayores pérdidas económicas en el sector ganadero debido a los abortos y la mortalidad en el ganado.
- El diagnóstico en humanos a veces se retrasa o se confunde con otros cuadros febriles, como la enfermedad de Lyme o ehrlichiosis.
- La anaplasmosis que afecta al perro, causada por *A. platys*, se caracteriza por trombocitopenia, es decir, se produce una reducción en el número de plaquetas.
- Aunque *A. platys* no se transmite directamente al humano, los perros infectados por garrapatas pueden actuar como transmisores indirectos de la enfermedad.

MÁS VALE PREVENIR QUE CURAR

Una vestimenta adecuada que minimice las zonas expuestas, especialmente en zonas endémicas o durante las épocas de mayor actividad (primavera y verano), así como el uso de repelente específicos y tratar la ropa con permetrina son algunas de las medidas más efectivas para evitar que las garrapatas nos encuentren por accidente. El resto de las medidas preventivas son las mismas que para el resto de las enfermedades transmitidas por garrapatas: desparasitación habitual de los animales y del entorno.

PARQUE NACIONAL POINT REYES, CALIFORNIA: ENFERMEDAD DE LYME

E l Parque Nacional Point Reyes en California no solo es conocido por sus paisajes ricos en biodiversidad, sino también por ser una zona con una alta población de garrapatas, en concreto de *Ixodes pacificus* (garrapata de la costa del pacífico), que actúa como vector en la costa de EE. UU., pero es menos eficiente que *Ixodes scapularis*. Cabe destacar que *I. pacificus* puede transmitir la anaplasmosis pero con menos frecuencia que *I. scapularis*.

El parque ofrece un espacio ideal, húmedo, fresco y con abundante vegetación para la proliferación de garrapatas y también alberga una gran cantidad de ciervos de cola negra, unos de los principales huéspedes de esta especie. Esta región ha sido utilizada para estudiar el comportamiento de las garrapatas, lo que ha permitido conocer mucho mejor la transmisión de varias enfermedades.

Cuando los turistas visitan el parque, encuentran carteles en los que se alerta de la presencia de garrapatas y se informa acerca de las medidas preventivas recomendadas para evitar sus picaduras.

Borrelia burgdorferi

Nuestras queridas garrapatas continúan haciendo de las suyas al ofrecerse para transmitir otras bacterias causantes de enfermedad. *Ixodes scapularis*, la garrapata más asociada a la enfermedad de Lyme, e *Ixodes pacificus* son vectores de *Borrelia burgdorferi*. Esta bacteria pertenece al grupo de las espiroquetas, que se caracterizan por su forma helicoidal. La enfermedad que provoca tiene un cuadro clínico muy característico, en el que se distinguen diferentes fases:

- **Fase temprana localizada.** El signo más característico de la enfermedad de Lyme es el eritema migratorio, que aparece en alrededor del 80 % de los afectados. Esta erupción cutánea tiene una forma característica en ojo de buey en el lugar de la picadura, y puede tardar en aparecer incluso un mes. Además, signos generales como fiebre, malestar general, fatiga y cefaleas pueden acompañar este cuadro.
- **Fase temprana diseminada.** Si la infección no se trata, la bacteria comienza a diseminarse por todo el cuerpo, afectando a distintos órganos y sistemas. Si alcanza el esqueleto, puede provocar artritis; en el sistema nervioso causa parálisis facial o neuropatías, y en el corazón puede producir un bloqueo cardiaco potencialmente mortal.
- **Fase tardía.** Si no se aplica el tratamiento, la infección pasa a ser crónica, lo que agrava los signos clínicos mencionados anteriormente.

El cuadro clínico, especialmente en sus etapas iniciales, puede confundirse fácilmente con otras patologías neurodegenerativas, como la esclerosis múltiple, la fibromialgia e incluso el lupus, lo que dificulta el diagnóstico temprano. Por esta razón, es necesario realizar pruebas serológicas para confirmar la presencia de anticuerpos contra *Borrelia* en las primeras fases.

En algunas personas, a pesar del tratamiento, persisten los signos clínicos, como la fatiga, el dolor muscular y articular. Podría deberse a la propia respuesta inmunitaria del huésped o a la persistencia de la bacteria en el organismo sin dar señales de vida.

La artritis es uno de los síntomas comunes en humanos y, aunque en los perros la enfermedad presenta un cuadro distinto, también pueden desarrollar una artritis crónica. Para prevenir esta complicación existe una vacuna destinada a los perros que viven en zonas endémicas.

La enfermedad de Lyme va ligada muchas veces a la babesiosis, otra zoonosis transmitida por garrapatas, y a la anaplasmosis. Es muy común que exista una coinfección, es decir, que una persona que ha sido mordida por una garrapata infectada contraiga tanto *B. burgdorferi* como otras enfermedades, lo que agrava el cuadro clínico y dificulta el diagnóstico.

La enfermedad de Lyme fue identificada en Lyme, Connecticut, en 1975 después de que se presentasen varios casos de niños con artritis, una enfermedad poco habitual en edades tempranas. El doctor Burgdorfer identificó en 1982 a la bacteria y le otorgó la responsabilidad de ser la causa de la enfermedad.

Como vemos, no hace tantos años que se han identificado a bacterias como agentes etiológicos de zoonosis. Esto no significa que hayan aparecido en estas décadas, sino que, gracias a los conocimientos disponibles sobre los vectores en la actualidad y sobre su papel en la transmisión, se ha profundizado en la comprensión de estas enfermedades. Una prueba más de la importancia de la investigación sobre el papel de los vectores en las zoonosis.

ME ARAÑÓ UN LINDO GATITO: BARTONELOSIS O ENFERMEDAD DEL ARAÑAZO DE GATO

R ecibir un arañazo de gato es molesto, pero más aún si este acto viene acompañado de una enfermedad. Sí, estás escuchando bien, un simple arañazo de gato puede ser fuente de contagio para el ser humano. ¡Un arañazo puede llegar a provocar una zoonosis!

Para entender esta enfermedad, nos centraremos en las pulgas, el principal vector de la bartonelosis. Las pulgas, en concreto, la pulga del gato (*Ctenocephalides felis*) actúa como fuente de transmisión de esta bacteria.

PUEDE NO SER UN SIMPLE ARAÑAZO

La bacteria patógena, *Bartonella henselae,* se encuentra en las heces de las pulgas infectadas. Cuando un gato está infestado de pulgas, el rascado inevitable para aliviarse puede contaminar sus uñas, y si además se lame, puede también contaminar su boca. De forma que, si araña o muerde a una persona, puede transmitir la enfermedad.

Una vez más, vemos la importancia de una desparasitación adecuada y regular en los animales domésticos. Aunque los gatos callejeros, o aquellos con acceso al exterior, son los más propensos a infestarse con pulgas y ser portadores de la bacteria, cualquier gato puede infectarse, sobre todo si mantiene contacto con otros gatos. Además, se ha observado que los animales jóvenes presentan una mayor probabilidad de contagio por su carácter juguetón y poco temeroso.

Se estima que alrededor del 30 % de los gatos domésticos que viven en zonas urbanas pueden estar infectados por *B. henselae*, una cifra nada despreciable. Sin embargo, en los gatos callejeros, ese porcentaje asciende considerablemente a causa de su alta exposición.

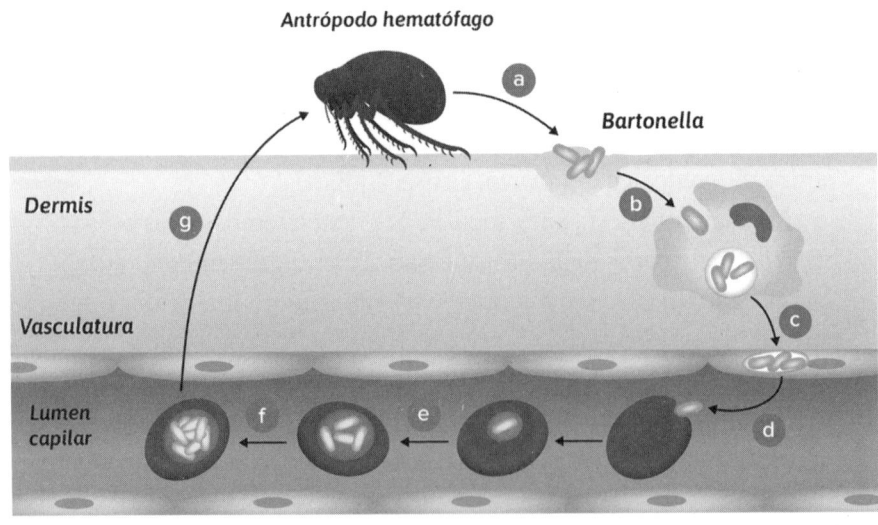

Esta ilustración revela el mecanismo de transmisión donde la bacteria *Bartonella* utiliza a la pulga como vector, pasando de animales (principalmente gatos) a humanos. Un ejemplo perfecto de cómo las enfermedades zoonóticas atraviesan barreras entre especies, reforzando la necesidad del enfoque One Health en la vigilancia y control de patógenos emergentes.

Las pulgas prefieren los ambientes cálidos y húmedos, ya que estas condiciones permiten que proliferen y sobrevivan. Por tanto, en estas regiones habrá una mayor prevalencia de la enfermedad.

El control regular de las pulgas y el uso de antiparasitarios es fundamental para prevenir esta enfermedad. Además, se recomienda limitar las salidas al exterior de los gatos o que estas sean supervisadas.

La ventaja de la bartonelosis es que no suele causar una alta mortalidad. En personas sanas, la enfermedad es benigna y autolimitada, lo que significa que no representa un riesgo importante para la vida y que suele haber una recuperación rápida sin necesidad de tratamiento.

UNOS GANGLIOS DOLOROSOS

El cuadro clínico de la enfermedad puede recordar al del resfriado común, aunque con algunas diferencias. Aparece fiebre, que puede ir de leve a moderada, muy frecuentemente cefaleas, fatiga intensa, y una linfadenopatía, un síntoma muy característico de los procesos infecciosos. Los ganglios linfáticos que suelen verse afectados son los más próximo al lugar de la infección, con mayor frecuencia se ven afectados los ganglios axilares, seguidos de los cervicales, inguinales y femorales.

También es muy característico que, alrededor del ganglio inflamado, aparezca una zona enrojecida caliente y dura, lo que provoca malestar en el enfermo.

Una desventaja para el ser humano es que los gatos infectados pueden ser portadores asintomáticos. Sin embargo, los animales inmunodeprimidos pueden manifestar sintomatología, especialmente aquellos gatos afectados por inmunodeficiencia felina o por leucemia.

Bartonella henselae

Centrándonos en la bacteria responsable del proceso, B. *henselae*, esta puede transmitirse a través de pulgas (*Ctenocephalides felis*) y también se han documentado casos de transmisión por garrapatas, aunque su papel como vector es menos importante. Su transmisión es más prevalente en invierno y en otoño, y en regiones cálidas y húmedas, ya que ofrecen las condiciones óptimas para la supervivencia de los vectores.

Un dato importante es que B. *henselae* puede sobrevivir también fuera del huésped, lo que facilita mucho más el contagio al humano, aunque es menos probable esta vía en comparación al contacto con animales infectados.

B. *henselae* es el agente etiológico identificado más recientemente. Aunque ya se sospechaba de su existencia mucho antes, la bacteria fue identificada en la década de 1990, lo que confirmó su papel en la bartonelosis.

Ciclo de vida de la pulga

Para entender la transmisión de la enfermedad del animal al ser humano se ha de conocer el ciclo de su vector principal, la pulga. Las pulgas, antes de llegar a la etapa adulta, pasan por tres fases: huevo, larva y pupa. El ciclo completo puede durar hasta tres semanas en función de si las condiciones ambientales son favorables.

Huevo
- Las hembras adultas pueden depositar en la piel de su huésped hasta cincuenta huevos al día. Por su morfología tienden a resbalarse y caer del pelaje del animal y contaminar el suelo.
- Los huevos no tienen capacidad para producir infección, pero, por supuesto, contienen futuras pulgas.

Larva

- De los huevos emergen larvas móviles que se desplazan buscando lugares oscuros y húmedos. Durante esta fase se alimentan de restos orgánicos y de pulgas adultas. En algunos casos, estas formas adultas contienen patógenos que infectan a las pequeñas larvas.
- Las larvas no intervienen directamente en la infección hacia el ser humano, pero, si continúan desarrollándose, se convierten en peligros potenciales.

Pupa

- Antes de convertirse en individuos adultos, las larvas forman un capullo resistente en el que se desarrollan. Esta forma de vida resiste a las condiciones adversas, como temperaturas bajas o falta del alimento. Las pupas permanecen viables, incluso durante meses, en sus capullos hasta detectar un huésped adecuado.
- Esta fase tampoco representa un peligro de infección directa para el humano, pero garantiza perpetuar el ciclo.

Adulto

- Cuando la pupa detecta un huésped cercano (gato o humano), emerge de su estado de latencia ya como pulga adulta, contacta con el huésped y comienza a alimentarse de su sangre.
- Es en esta fase adulta cuando actúan como vectores de bartonelosis en el humano.
- Las pulgas adultas contaminan el ambiente con sus heces, y perpetúan de esta manera el ciclo y su supervivencia.

En la descripción del ciclo de vida de la pulga hemos considerado que las larvas se infectan al alimentarse de heces de pulgas infectadas. Sin embargo, si esto no ocurriera y las pulgas llegaran a la fase adulta sin estar infectadas, pueden adquirir la bacteria más adelante tras alimentarse de la sangre de su reservorio principal, el gato. Por otro lado, si una pulga adulta se alimenta de un ser humano infectado, no adquirirá la bacteria ni contribuirá a su transmisión. Esto se debe a que la bacteriemia en humanos suele ser transitoria y controlada por el sistema inmunitario, lo que impide que la bacteria alcance niveles suficientes en la sangre para infectar a la pulga. La infección en humanos es transitoria, pues, en definitiva, son huéspedes accidentales en el ciclo de la pulga.

¿Cómo nos deshacemos de las pulgas del entorno?

Si observas a un animal con pulgas, lo normal es que lo desparasites rápidamente, pero, ahora que conoces el ciclo de estos parásitos, también intentarás desinfectar el entorno.

En todas las fases de su ciclo vital, la pulga se localiza en el ambiente, menos, en la etapa adulta, en la que permanece en su huésped. Por este motivo es tan necesario controlar la presencia de las pulgas en sus distintas fases en el entorno para acabar con ellas. Si tan solo se trata al animal, y este permanece en el mismo ambiente, se volvería a infectar rápidamente.

El aspirado regular y profundo ayudará a eliminar las larvas y los huevos escondidos en alfombras, grietas, muebles o en el tejido del sofá, especialmente en aquellas zonas de mayor oscuridad. Siempre se debe prestar más atención a las zonas de descanso del animal y sus proximidades.

El lavado de los tejidos, como mantas y cojines, se hará con agua caliente (mínimo 60 °C) para después proceder a un secado a altas temperaturas, pues favorece la eliminación de estos parásitos.

Asimismo, existen productos químicos específicos para exterminar a las pulgas en sus etapas de huevo y larva, así como inhibidores de crecimiento de insectos llamados IGR.

Por supuesto también existen remedios naturales, como la tierra de diatomeas, que actúa deshidratando y matando tanto a las pulgas como a las larvas, y el vinagre blanco, muy útil para la limpieza y también frente a las pulgas.

Como vemos, las pulgas son fuente de algunas enfermedades zoonóticas en las que actúan como vectores principales. Otras zoonosis provocadas o facilitadas por pulgas son la peste (*Yersini pestis*), que analizaremos en el siguiente aprtado; el tifus murino (*Rickettsia typhi*), una enfermedad que afecta sobre todo a los roedores y que puede ser transmitida a los humanos a través de las pulgas; dipilidiosis (*Dipylidium caninum*), un parásito intestinal que afecta a perros y gatos principalmente, aunque también a humanos (lo estudiaremos en el capítulo dedicado a las zoonosis parasitarias), y la helmintiasis o enfermedad causada por parásitos intestinales, que puede infectar al humano.

El éxito en el control de las enfermedades provocadas por pulgas se basa en una correcta desparasitación y en un control veterinario regular. La bartonelosis o enfermedad del arañazo de gato no es una zoonosis muy frecuente en la actualidad, pero su baja incidencia ha sido fruto del éxito en la aplicación de controles de pulgas y en mantener una higiene óptima tras el contacto con gatos, especialmente en personas inmunodeprimidas.

EL TRAJE CON EL QUE SE INTENTÓ DETENER
A LA MUERTE: LA PESTE

Máscara de pico, túnica y un largo bastón: un traje con un tinte entre siniestro y perturbador, pero que servía para protegerse del contagio de una de las epidemias más devastadoras de la historia. Cuando la población veía que un médico se paseaba por los alrededores de su vivienda con esta indumentaria, temía por su vida, pues la peste se propaga a gran velocidad.

La primera peste documentada es la conocida como peste de Justiniano en el siglo VI d. C., y se sospecha que su origen se encuentra en Egipto, país desde el que se propagó rápidamente a través de las rutas comerciales hacia otras regiones del planeta, como Europa y Asia.

En épocas posteriores fueron apareciendo diferentes brotes, siendo el más importante el ocurrido entre 1347 y 1351. La peste negra se originó seguramente en el continente asiático y, a través de la Ruta de la Seda, se diseminó hasta llegar a Europa, provocando a su paso mucha muerte y destrucción. Esta enfermedad causó la muerte de alrededor del 60 % de la población europea. Desde esta epidemia, la peste ha acompañado a Europa durante muchos años, el último brote tuvo lugar en el siglo XIX.

A raíz de la última pandemia de peste ocurrida en 1855 en Yunnan, China, el médico y bacteriólogo Alexandre Yersin logró identificar a la bacteria causante en Hong Kong. El último brote de peste bubónica ocurrió no hace mucho, en la década de 1920 en Estados Unidos, en Los Ángeles, donde se llegaron a registrar aproximadamente 30 muertes.

Durante el periodo de 1347-1351, la medicina era primitiva en cuanto a conocimientos, basada en la teoría de los humores de Hipócrates y Galeno. La salud dependía, según estos dos grandes pensadores griegos, del equilibrio entre los cuatro humores (bilis negra, bilis amarilla, sangre y flema), por lo que la enfermedad aparecía a causa de algún tipo de desequilibro.

Otra de las creencias del momento era que las enfermedades se propagaban por miasmas (vapores infecciosos de aire) originados por la materia orgánica en descomposición. La presencia de otras enfermedades infecciosas previas a la peste, como la lepra, la fiebre tifoidea, la tuberculosis, la viruela o el sarampión, habían debilitado la salud de la población más vulnerable, por lo que la aparición de la peste tuvo más oportunidades de éxito.

Las prácticas médicas realizadas en la época, como sangrías y purgas, eran perjudiciales y favorecían el contagio pues no se empleaban los medios higiénicos correctos. Las prácticas religiosas y las supersticiones, que consideraban a las enfermedades castigos divinos, ejercían una importante influencia en la actitud social y médica, lo que limitaba la detección de enfermedades.

La peste ha recibido diferentes nombres: muerte negra, peste bubónica, peste neumónica o peste septicémica. El término *muerte negra* comenzó a utilizarse a raíz de la pandemia del siglo XIV en Europa, que causó millones de muertes. El nombre de peste bubónica proviene de la palabra *bubón*, que hace referencia a los ganglios linfáticos inflamados, signo clínico típico de la enfermedad. La *peste neumónica* señala a la afectación pulmonar, y la *peste septicémica*, a la infección en sangre producida por la bacteria.

Actualmente, la OMS notifica alrededor de mil y cinco mil casos en humanos y unas doscientas muertes al año. Estos datos reflejan el éxito de las distintas medidas preventivas, pues estos números se alejan considerablemente de las enormes cifras de muertes registradas en épocas pasadas.

Los casos confirmados de peste se encuentran principalmente en Asia y en África, dos de los continentes más afectados y vulnerables al contagio de enfermedades infecciosas.

La peste es causada por la bacteria *Yersinia pestis*, que pertenece a la familia *Enterobacteriaceae*. Se han identificado tres biovares (subgrupos de una especie bacteriana con distintas características) dentro de un solo serotipo (subgrupo de microorganismos como bacterias, virus y hongos): *Antiqua*, presente en África y Asia central, *Medievalis*, en Asia central, y, por último, el biovar *Orientalis*, de distribución mundial y responsable de la última pandemia.

La pulga es el ser vivo a través del cual la bacteria hace de las suyas, es decir, actúa de vector de la enfermedad. La transmisión de la peste se produce a través de la mordedura de pulgas infectadas, y se sabe que unas treinta especies de pulgas diferentes pueden ser responsables de su transmisión.

Parece ser que el hecho de que una especie de pulga sea idónea o no para transmitir la bacteria de la peste se encuentra relacionado con la estructura de su sistema digestivo. La especie *Xenopsylla cheopis* permite que la bacteria se multiplique en la zona del proventrículo (parte del sistema digestivo), lo que provoca una obstrucción que obliga a la pulga a regurgitar sangre y, de este modo, transmite la bacteria al huésped.

Otras especies de pulga, como *Pulex irritans* (pulga humana) y *Ctenocephalides* spp. (pulga de perros y gatos), pueden transmitir también la enfermedad, pero son menos eficientes en comparación con *Xenopsylla cheopis*.

Los roedores y los lagomorfos son los principales reservorios de la peste, siendo indispensables para su transmisión. Aunque los animales domésticos, como los perros y los gatos, rara vez transmiten la peste al ser humano, pueden hacerlo si están en contacto con roedores infectados.

Cuando un ser humano se infecta, puede desarrollar tres formas de peste: bubónica, septicémica y neumónica. Cada una presenta una sintomatología diferente.

La peste bubónica, la forma más frecuente en humanos, se caracteriza por fiebre alta, escalofríos, cefalea y malestar general con un signo distintivo: la inflamación de los ganglios linfáticos conocida como bubón, que es dolorosa y supurante. El bubón suele aparecer con mayor frecuencia en los ganglios femorales o inguinales.

Si la peste bubónica no se trata, puede derivar en un proceso septicémico o de neumonía. La forma septicémica se caracteriza por sepsis, además de los signos típicos de la peste, mientras que la peste neumónica aparece tras la inhalación de la bacteria o cuando la bacteria alcanza los pulmones. La tos, que es inicialmente seca y luego productiva, puede convertirse en sanguinolenta y con el esputo que se genera se puede transmitir la enfermedad.

La peste neumónica es la forma de peste más agresiva y mortal, pues provoca una insuficiencia respiratoria que puede ser fatal. Entornos con una elevada densidad de personas y con falta de ventilación favorecen la propagación de esta forma tan grave de peste.

Por otro lado, la forma más frecuente de peste en humanos, la peste bubónica, presenta la ventaja de que su propagación entre personas es poco probable.

El tratamiento de elección es el antibiótico, que es muy eficaz si se administra en las primeras veinte horas desde la aparición de los síntomas.

La principal medida preventiva es el control de pulgas tanto en los animales infectados como incluso en aquellos que ya han muerto, pues las pulgas abandonaran rápidamente su cuerpo para infectar a otros huéspedes. En las zonas rurales de África y en

El traje de la muerte

El **pico de la máscara** relleno por **Theriac**, un compuesto formado por más de 50 hierbas (mirra, miel, flores secas, canela y especias) para purificar el aire y evitar respirar miasmas (vapores infecciosos de aire) considerados como responsables de la propagación de enfermedades.

Capa larga de cuero para aportar impermeabilidad y barrera frente a las pulgas.

Las **"primeras gafas médicas"** precursoras de las gafas protectores modernas. Evitaban el contacto de partículas novicas en la mucosa ocular.

Bastón para evitar el contacto y examinar al paciente.

Protección en pies y manos con guantes y botas

Color del traje. En su origen utilizaban el color blanco símbolo de pureza y limpieza

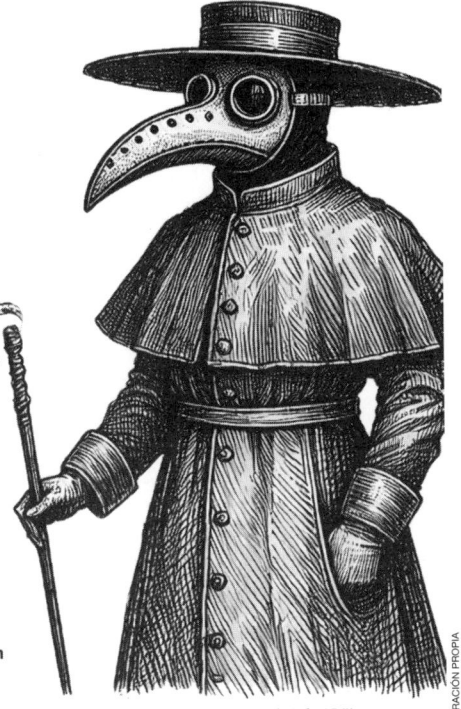

Traje diseñado en el siglo XVII por Charles de Lorme

ELABORACIÓN PROPIA

otras regiones endémicas, resulta fundamental aplicar estos controles de desparasitación en los animales domésticos, como gatos y perros, y evitar que estos entren en contacto con roedores infectados, con el fin de minimizar el riesgo de contagio.

El último brote importante ocurrió en 2007 en Madagascar, donde causó miles de casos, pero se logró contener evitando su propagación.

Actualmente, la relevancia de la peste no es tan manifiesta ni mucho menos como antes, pero es necesario conocerla en detalle al ser una de las peores pandemias de la historia de la humanidad.

RESUMEN DE LAS PRINCIPALES ZOONOSIS BACTERIANAS

Zoonosis	Agente Patógeno	Vías de Transmisión	Contagio	Tratamiento	Profilaxis
Brucelosis	*Brucella* spp.	Contacto directo, consumo de leche no pasteurizada	Animal a humano, rara vez humano a humano	Antibióticos (doxiciclina, rifampicina)	Control de animales infectados, higiene, vacunación
Leptospirosis	*Leptospira* spp.	Contacto con orina de animales infectados o agua contaminada	Animal a humano, no humano a humano	Antibióticos (doxiciclina, penicilina)	Evitar contacto con aguas contaminadas, control de animales infectados
Peste	*Yersinia pestis*	Picaduras de pulgas infectadas, contacto con tejidos de animales infectados	Animal a humano, rara vez humano a humano	Antibióticos (estreptomicina, gentamicina)	Control de roedores y pulgas, higiene personal

Zoonosis	Agente Patógeno	Vías de Transmisión	Contagio	Tratamiento	Profilaxis
Salmonelosis	*Salmonella* spp.	Consumo de alimentos contaminados (carne, huevos, leche)	Animal a humano, rara vez humano a humano	Antibióticos según la cepa (fluoroquinolonas, cefalosporinas)	Cocción adecuada de alimentos, higiene
Listeriosis	*Listeria monocytogenes*	Consumo de alimentos contaminados (carne, leche, vegetales)	Animal a humano, no humano a humano	Antibióticos (ampicilina, gentamicina)	Control de alimentos, higiene en manipulación
Tuberculosis	*Mycobacterium bovis*	Inhalación, contacto directo, consumo de leche no pasteurizada	Animal a humano, rara vez humano a humano	Antibióticos (isoniazida, rifampicina, etambutol)	Control de ganado, pasteurización de leche
Bartonelosis	*Bartonella* spp.	Picaduras de artrópodos (pulgas, garrapatas y mosquitos), contacto con animales infectados (arañazos y mordeduras)	Animal a humano, no humano a humano	Antibióticos (doxiciclina, azitromicina)	Control de vectores, higiene
Rickettiosis	*Rickettsia* spp.	Picaduras de garrapatas infectadas y también por piojos, pulgas y ácaros o contacto con animales infectados	Animal a humano, rara vez humano a humano	Antibióticos (doxiciclina)	Control de garrapatas, uso de ropa protectora

Zoonosis	Agente Patógeno	Vías de Transmisión	Contagio	Tratamiento	Profilaxis
Estafilococos	*Staphylococcus aureus*	Contacto con animales infectados o sus secreciones	Animal a humano, rara vez humano a humano	Antibióticos según resistencia (meticilina)	Higiene personal, control de animales infectados
Estreptococos	*Streptococcus* spp.	Contacto directo con animales infectados o sus secreciones	Animal a humano, rara vez humano a humano	Antibióticos (penicilina, amoxicilina)	Higiene personal, manejo seguro de animales infectados
Campilobacteriosis	*Campylobacter* spp.	Consumo de alimentos o agua contaminados	Animal a humano, rara vez humano a humano	Antibióticos (macrólidos, fluoroquinolonas)	Cocción adecuada de alimentos, higiene
Antrax	*Bacillus anthracis*	Contacto con animales infectados o sus productos (piel, lana, carne), inhalación de esporas en ambientes contaminados	Animal a humano, no humano a humano	Antibióticos (penicilina, ciprofloxacino)	Vacunación en animales, evitar contacto con animales infectados
Tétanos (no zoonosis estricta. La enfermedad se adquiere por contaminación de heridas sin requerir un animal intermediario)	*Clostridium tetani*	Heridas contaminadas con tierra o estiércol	No contagioso de humano a humano	Antitoxina, soporte respiratorio, antibióticos	Vacunación, cuidado de heridas

Zoonosis	Agente Patógeno	Vías de Transmisión	Contagio	Tratamiento	Profilaxis
Fiebre Q	*Coxiella burnetii*	Inhalación, contacto directo, consumo de leche no pasteurizada	Animal a humano, rara vez humano a humano	Antibióticos (doxiciclina, tetraciclina)	Pasteurización de leche, control de animales infectados
Tularemia	*Francisella tularensis*	Picaduras de artrópodos, contacto con animales infectados	Animal a humano, rara vez humano a humano	Antibióticos (estreptomicina, gentamicina)	Uso de ropa protectora, control de vectores
Melioidosis	*Burkholderia pseudomallei*	inhalación, ingestión o contacto con heridas expuestas a agua o suelo contaminado en zonas endémicas (sudeste asiático, Australia)	No contagioso de humano a humano	Antibióticos (ceftazidima, meropenem)	Evitar contacto con aguas contaminadas

Fuente: Elaboración propia.

PARTE 3
ENFERMEDADES ZOONÓTICAS PARASITARIAS

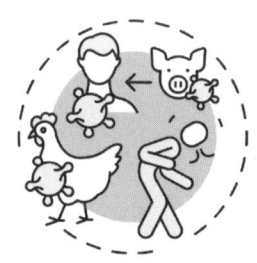

CONOCIMIENTOS PREVIOS DE PARASITOLOGÍA

Antes de adentrarnos en el mundo de los *parásitos zoonóticos,* es importante recordar algunos aspectos clave sobre el ciclo de vida de los parásitos.

Los parásitos pasan por distintas fases de desarrollo a lo largo de su vida. Dos conceptos fundamentales son el de huésped definitivo y el de huésped intermediario.

Huésped definitivo: en este huésped, el parásito alcanza su madurez sexual y completa de esta manera su ciclo de vida. El parásito produce las células sexuales, es decir, los gametos que se fusionan para dar lugar al zigoto. Este es responsable de producir las formas del parásito infecciosas que serán liberadas al medio ambiente, donde supondrán una fuente de contagio para otros huéspedes.

Huésped intermediario: el parásito en estos huéspedes se reproduce de forma asexual. Este tipo de reproducción permite que los parásitos se reproduzcan de forma rápida. Existen incluso algunos parásitos que para completar su ciclo necesitan pasar por más de un huésped intermediario.

Muchos parásitos, al entrar en contacto con su huésped, comienzan a migrar hacia los tejidos de su predilección. Durante este recorrido, pueden causar lesiones a su paso, lo que a menudo se traduce en la aparición de síntomas. A lo largo de todas las fases de desarrollo del parásito, puede producirse daño en el huésped.

Formas de resistencia y latencia

Muchos parásitos han adquirido la capacidad de entrar en un estado de latencia o de formar estructuras resistentes, como las esporas o los quistes. Estas formas les permiten sobrevivir en el huésped o en el medio ambiente hasta que las condiciones sean más favorables para continuar su desarrollo.

Tanto las esporas como los quistes pueden sobrevivir durante largos periodos, contaminando agua estancada, tierra o superficies durante mucho tiempo. Esta capacidad les permite aumentar su probabilidad de infectar a nuevos huéspedes.

Transmisión

El contacto directo y también el indirecto por medio de vectores, como mosquitos, garrapatas y otros artrópodos, son las vías de transmisión utilizadas por los parásitos. Los vectores son necesarios para el ciclo de vida de muchos parásitos, ya que muchos de ellos transportan a sus formas infectivas, lo que les permite trasladarse de un huésped a otro.

Estrategias de supervivencia

Los parásitos han desarrollado estrategias de supervivencia que les permiten desarrollarse, transmitirse y sobrevivir. Algunos parásitos incluso son capaces de modificar el comportamiento del huésped para conseguir que este sea más susceptible a la depredación.

Además, muchos parásitos han desarrollado estrategias para evadir la respuesta inmunitaria de su huésped, como la fabricación de proteínas que intervienen directamente en esta respuesta u ocultándose en órganos para dificultar su detección.

La producción de antioxidantes es otra estrategia de supervivencia pues les permite protegerse dentro del medio interno del huésped, como por ejemplo en una situación de estrés oxidativo producida por el sistema inmunitario como mecanismo de defensa.

Los parásitos han evolucionado tanto para adaptarse a una variedad tan amplia de ambientes que algunos son capaces de parasitar a otros parásitos. Se considera que estos parásitos, conocidos como hiperparásitos, se encuentran en un nivel de desarrollo superior.

Conocer el ciclo de vida de los parásitos, así como sus vías de transmisión y las estrategias evolutivas que emplean para sobrevivir, nos permite comprender mejor cómo provocan enfermedades en el ser humano.

UNA AMENAZA INVISIBLE DE NUESTROS AMIGOS FELINOS: *TOXOPLASMA GONDII*

En torno a la toxoplasmosis abundan las leyendas urbanas y las falsas creencias, lo que genera alarma especialmente entre los amantes de los gatos. Una de las creencias más comunes, por ejemplo, reza así: «Si estás embarazada no puedes tener un gato y, si ya lo tienes, debes deshacerte de él». Es cierto que los gatos pueden ser portadores del parásito, pero es necesario conocer bien su ciclo de vida para entender cómo se transmite antes de emitir afirmaciones tan tajantes.

En 1908 Charles Nicolle y Louis Manceaux en Túnez, junto con Alfonso Splendore en Brasil, identificaron al parásito causante de la toxoplasmosis: *Toxoplasma gondii*. Ambos equipos de investigación descubrieron al parásito en un roedor africano llamado *Ctenodactylus gundi*. Su nombre está inspirado en la característica forma de arco del parásito, *Toxoplasma,* que deriva del griego *toxon* ('arco') y *plasma* ('forma').

Tuvieron que transcurrir treinta y dos años para que Albert Sabin y Harry Feldman, dos médicos dedicados al estudio de las enfermedades infecciosas, describieran en 1940 el ciclo de vida de este parásito, identificando en el proceso algunas de sus formas parasitarias: los taquizoítos y los bradizoítos.

Tras analizar muestras de infecciones agudas, observaron una gran cantidad de células móviles que se replicaban con gran facilidad, los taquizoítos, mientras que, en muestras procedentes de infecciones crónicas, observaron estructuras muy diferentes, quistes dentro del tejido, que identificaron principalmente en masa cerebral y músculo: los bradizoítos.

Los taquizoítos, presentes en la fase aguda de la infección, se multiplicaban de forma rápida y causaban síntomas como pérdida de peso, linfadenopatía y sintomatología neurológica. En cambio, los bradizoítos, característicos de la fase crónica, se transforman en quistes que aparecen en el cerebro o en los músculos. Los quistes permanecen inactivos, pero, en situaciones ideales, como, por ejemplo, ante una inmunodepresión del huésped, se pueden volver a activar.

La transformación de taquizoíto a bradizoíto suele ocurrir al cabo de tres semanas postinfección, dependiendo, eso sí, de la respuesta inmunitaria del huésped. En huéspedes sanos, el sistema inmunitario es capaz de controlar a los taquizoítos y consigue eliminarlos antes de que se transformen en bradizoítos.

Los diferentes estudios sobre este ciclo arrojaron datos útiles para la correcta comprensión de la enfermedad y, en 1970, el veterinario y parasitólogo Jitender P. Dubey estudió la transmisión de *Toxoplasma gondii*. Observó que, en áreas con una alta población felina, había una mayor presencia de toxoplasmosis, y esto le hizo sospechar que estos animales jugaban un papel en la transmisión de la enfermedad.

El instinto cazador de los gatos y sus costumbres alimentarias impulsaron también esta sospecha, pues *Toxoplasma* infecta a roedores y a otros pequeños mamíferos, que son las presas preferidas de los felinos, así que había motivos más que suficientes para centrar la investigación en estos animales.

Dubey alimentó a gatos con carne infectada con quistes de *Toxoplasma gondii* para posteriormente analizar sus heces en busca de algún indicio de la presencia del parásito. Sus sospechas eran

Toxoplasma gondii

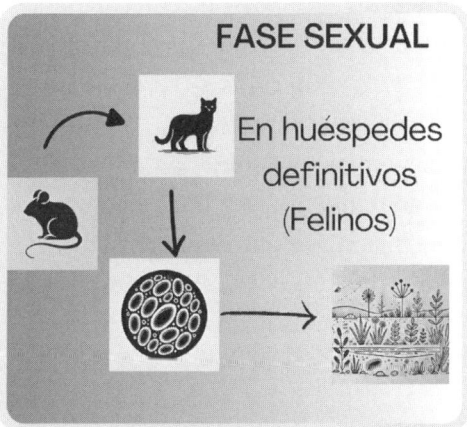

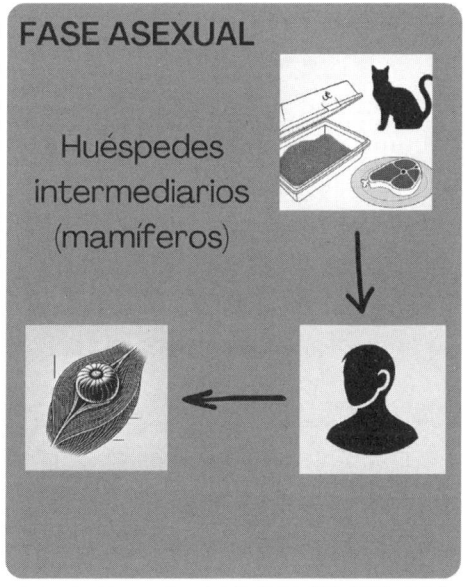

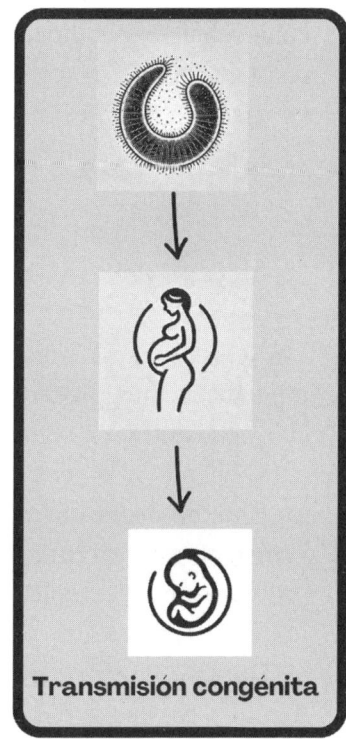

acertadas, ya que observó a través del microscopio unas estructuras esféricas, los *ooquistes*.

Había avanzado mucho en su investigación, pero con el hallazgo de estas nuevas formas parasitarias surgía otra duda: ¿eran capaces de infectar a un gato sano? Y, de hecho, así fue. Posteriormente, se recogieron ooquistes y se inocularon a ratones de laboratorio para observar si estos desarrollaban la enfermedad y, efectivamente, los ratones enfermaron. De este modo se descubrió que lo que eliminaban los gatos enfermos a través de sus heces tenía la capacidad de transmitir la enfermedad.

También se realizaron pruebas en las que sometían a los ooquistes a diferentes condiciones de temperatura y humedad para comprobar su viabilidad. La conclusión fue que eran estructuras resistentes para unos rangos de temperatura y humedad amplios. Gracias a estos experimentos, se descubrió la forma de resistencia del parásito en el ambiente: el ooquiste.

¿Cómo se contagia el ser humano?

Los seres humanos contraen la enfermedad al comer carne cruda o poco cocinada procedente de animales con quistes en los músculos o al entrar en contacto con heces de gato infectadas.

Volviendo a la sentencia inicial que aseguraba que, si tienes un gato, no debes quedarte embarazada, lo cierto es que, efectivamente, existe cierto riesgo de contagio, aunque, si se toman las precauciones oportunas, es poco probable que la convivencia con un felino produzca el contagio.

Durante el embarazo, el arenero del gato se convierte en el elemento clave que se debe evitar. Al conocer ya el ciclo de vida de este simpático parásito, sabrás que los ooquistes, una de sus formas de resistencia, son eliminados a través de las heces del gato (huésped definitivo) y tienen una gran capacidad de resistencia ambiental. La utilización de guantes y el lavado correcto de manos son prácticas necesarias para evitar la transmisión en aquellos casos en los que el gato se encuentre infectado, pero, como en muchas ocasiones se desconoce esta información, es más preferible adoptar precauciones y no arriesgarse.

Otro dato importante que es necesario saber es que los ooquistes en las heces de los gatos se vuelven infecciosos entre uno y cinco días después de haber sido excretados, y pueden llegar a sobrevivir en el ambiente durante meses si las condiciones son favorables.

Si una mujer embarazada se contagia con *Toxoplasma gondii*, existe el riesgo de que se transmita al feto y cause toxoplasmosis congénita, lo que provocará malformaciones importantes, especialmente en el sistema nervioso, lo que puede ocasionar abortos. El riesgo de transmisión al feto de la enfermedad es más elevado durante el tercer trimestre, aunque la gravedad del cuadro es inferior que si se produjese durante el primer trimestre de gestación.

En resumen, el recorrido descrito en el ciclo de *Toxoplasma gondii* en el ser humano es el siguiente: el gato enfermo disemina a través de sus heces ooquistes como formas de resistencia hacia el ambiente, contaminando la arena, los alimentos o el suelo. El ser humano, si no se lava las manos o come alimentos contaminados, ingiere los ooquistes, que llegan al estómago. El medio ácido del ambiente degrada a los ooquistes y provoca la liberación de los esporozoítos presentes en el interior, con capacidad infectiva.

Los esporozoítos se desplazan atravesando las paredes intestinales y se transforman en taquizoítos, con una alta capacidad de replicación. Se diseminan por todo el cuerpo a través del sistema circulatorio y linfático hasta alcanzar diferentes órganos y sistemas.

El sistema inmunitario, en el caso de una persona inmunocompetente, puede controlar esta situación y eliminar a estas formas parasitarias. En condiciones de alta infestación o cuando el sistema inmunitario se encuentra débil, los taquizoítos se transforman en bradizoítos, que se organizan en quistes en los tejidos a la espera del momento oportuno para infectar, de hecho, pueden permanecer en los tejidos durante toda la vida sin causar síntomas.

Se ha observado, por ejemplo, que las personas con VIH/SIDA presentan un mayor riesgo de infección, por lo que algunos investigadores han relacionado la inmunodepresión con la reactivación de los quistes.

El sistema inmunitario, como vemos, es nuestra principal defensa frente al ataque de cualquier agente externo. Sin él nuestra supervivencia estaría muy limitada.

¿QUÉ PODEMOS HACER CUANDO FALLA LA PREVENCIÓN?

Si, a pesar de seguir a pies juntillas todas las precauciones, una persona se infecta por *Toxoplasma*, existe un tratamiento bastante efectivo, eso sí, en el caso de que la enfermedad se detecte a tiempo. El tratamiento varía según la gravedad de la infección y la salud general del paciente.

La gran mayoría de personas con toxoplasmosis no necesitan tratamiento, al tener un sistema inmunitario competente, pero, si no es el caso, será necesaria la administración de medicamentos antiparasitarios, como la pirimetamina junto con sulfadiazina, o el ácido folínico.

Para conocer un poco más a este parásito es curioso observar la capacidad que tiene para modificar el comportamiento del huésped con tal de sobrevivir. Por ejemplo, cuando *Toxoplasma gondii* infecta a los roedores, que son huéspedes accidentales al igual que el ser humano, hace que adquieran un comportamiento menos precavido, lo que favorece que caigan víctimas de un gato, que, al comérselos, hace que contraigan la enfermedad.

La toxoplasmosis es un claro ejemplo de la capacidad de los parásitos para adaptarse tanto a condiciones extremas como a una gran variedad de huéspedes y hábitats diferentes.

ESTO VA DE INSECTOS FLEBÓTOMOS
(*PHLEBOTOMUS* SPP., *LUTZOMYIA* SPP.)

S i parecía poco con las enfermedades provocadas por una sola especie de mosquitos, existen también otros insectos causantes de zoonosis igualmente preocupantes.

Especialmente a aquellos que tienen un perro como animal de compañía les sonará la enfermedad de la leishmaniosis.

Aunque los perros son las primeras víctimas, los humanos también puede verse afectados, siendo, por tanto, una enfermedad zoonótica. Concretamente, la leishmaniosis está provocada por un protozoo del género *Leishmania* e interviene un vector para su transmisión. El vector es un flebótomo, conocido también como mosquito de la arena, por su diminuto tamaño y su color amarronado. *Phlebotomus* spp. actúa en Europa, África y Asia, y *Lutzomyia* spp., en América Latina.

El perro es el principal reservorio en las zonas urbanas, especialmente en la región mediterránea y en toda América Latina, y los roedores y los zorros son los principales reservorios en las zonas selváticas.

El contagio ocurre de la misma forma que hemos visto por ejemplo con el virus del Ébola o la fiebre amarilla. En este caso, el insecto adquiere un parásito al picar a un animal infectado y, mediante una nueva picadura, se lo transmite a otro huésped (animal o ser humano).

Cuando el protozoo está dentro del flebótomo, las formas parasitarias, llamadas amastigotas, se desarrollan y se transforman en promastigotas, que tienen capacidad infectiva. Las amastigotas se replican en el interior de los macrófagos del flebótomo y, cuando toman la forma de promastigotas, adquirieren la capacidad de vivir y multiplicarse dentro de su organismo. El flebótomo, a través de la picadura, transmite las formas infectivas y provoca la enfermedad, continuando de esta manera el ciclo.

La sintomatología varía en función de la zona más afectada. La forma más común y de menor gravedad es la leishmaniosis cutánea, que se manifiesta con úlceras en la piel. La leishmaniosis mucocutánea, más propia de América Latina, afecta a las mucosas orales y nasales, por último, la forma más grave, kala azar, afecta al hígado, al bazo y a la médula ósea.

Dentro del género *Leishmania*, las especies más comunes que causan enfermedad son *Leishmania infantum* (Europa, Oriente Medio y América Latina), *Leishmania donovani* (Asia y África), *Leishmania tropica (Asia, África y el Mediterráneo) y Leishmania braziliensis* (América Latina).

España es uno de los países más afectados por leishmaniosis, principalmente en forma de leishmaniosis cutánea y visceral. Es cierto que la enfermedad en humanos se da en casos puntuales, pero es importante su impacto en la salud pública, dada la gran cantidad de población canina, y la presencia de flebótomos, especialmente en zonas cálidas.

La población canina es la más afectada y la enfermedad llega incluso a presentarse en un 30 % de los perros. En muchos casos, la clínica se reduce a simplemente dermatológica, afectando a la superficie de la piel, pero, en otros casos, ya sea por la inmunidad del animal o por un diagnóstico tardío, aparece el cuadro de mayor gravedad que causa una insuficiencia renal que llega incluso a provocar la muerte.

La pregunta del millón: ¿puede una persona contagiarse directamente de un perro infectado?

Para transmitirse, la leishmaniosis necesita un vector intermediario, en este caso, un flebótomo, por tanto, por mucho que un perro infectado mantenga un contacto estrecho con el ser humano, este no puede contagiarse. El protozoo *Leishmania* necesita estar dentro del flebótomo para desarrollarse y, sin su intervención, no puede transmitir la enfermedad entre huéspedes.

Las medidas preventivas, como en cualquier enfermedad, son indispensables y más en este caso, por nuestra vinculación tan cercana con el perro como animal de compañía. El uso de repelentes, como collares o espráis, evitar el contacto con las zonas en las que se reproduce el mosquito y no salir al exterior al anochecer y al amanecer, por ser las horas de mayor actividad del insecto, son las medidas preventivas que se deben adoptar para evitar la infección en los cánidos. Existe vacuna para los perros y, aunque no ofrece una protección total, reduce la probabilidad de desarrollar la enfermedad.

Aún no se ha desarrollado ninguna vacuna para el ser humano al no ser el foco de atención en prevención, ya que no debemos olvidar que el ser humano se infecta de forma accidental. Sin embargo, el número de muertes humanas que provoca esta enfermedad al año no es nada despreciable, pues, según estimaciones de la OMS, fallecen alrededor de 20 000-30 000 a causa de la forma kala azar de la enfermedad.

¿EMPIEZAS A TENER PICORES AL VER A UN PERRO RASCARSE CON INTENSIDAD?: SARNA SARCÓPTICA

La *empatía visceral* es el proceso que explica la sensación de picor que experimentamos cuando vemos a una persona o a un animal rascarse con intensidad. Es una respuesta totalmente natural desencadenada por nuestro instinto de supervivencia, que activa una respuesta de protección frente a algo que consideramos peligroso.

El picor intenso es característico de todas las sarnas conocidas, causado por un ácaro de dimensiones microscópicas, *Sarcoptes scabiei*. Este ácaro actúa sobre la piel de sus huéspedes escarbando sobre la epidermis, la capa más superficial de la piel.

La actividad de estos ácaros provoca picores intensos, inflamación por la destrucción dérmica, erupciones y enrojecimiento en la zona. La variante del ácaro *S. scabiei* var.*hominis* es el causante de la sarna sarcóptica en humanos. Esta sarna no es zoonótica, ya que se transmite principalmente entre personas.

La variante del ácaro causante de zoonosis es *S. scabiei* var. *canis*, que es la que afecta al perro como huésped principal.

Ciclo de vida de S. scabiei

Los ácaros en su desarrollo pasan por diferentes etapas: huevo, larva, ninfa y finalmente adulto.

Etapa de huevo: la hembra de *S. scabiei* en su forma adulta deposita sus huevos en la piel del animal infectado. El ácaro excava la epidermis y causa síntomas clínicos locales provocados por la propia destrucción de la piel. Aunque los huevos no tienen aún capacidad infectiva directa para sus huéspedes, pueden actuar como fuentes de infección. El huevo se convierte, por tanto, en portador de una infección.

Etapa de larva: de los huevos nacen las larvas que, al disponer de tres pares de patas, comienzan a desplazarse por la epidermis en busca de un lugar idóneo para su desarrollo. Las larvas tienen cierta predilección por infectar las glándulas sebáceas y los folículos pilosos. En esta etapa del ciclo, las larvas son agentes infecciosos cuando entran en contacto directo con otros huéspedes. Por tanto, las larvas, aunque no puedan reproducirse, son capaces de infectar.

Etapa de ninfa: conforme se van desarrollando, las larvas se transforman en ninfas, y en este proceso adquieren un par de extremidades más. Por tanto, cuentan con cuatro pares de patas en total. Las ninfas comienzan a excavar sobre la epidermis y se alimentan de las propias células epidérmicas que encuentran a su paso. En esta etapa del desarrollo, las ninfas pueden reproducirse, aunque no lo hacen pues centran toda su energía en su maduración. La transmisión en esta etapa también es posible por el contacto directo entre el animal infectado con otro huésped sano y susceptible.

Etapa adulta: en esta última fase, la adulta, desarrollan dimorfismo sexual, es decir, se forman machos o hembras, siendo estas las responsables de depositar los huevos sobre el huésped. El macho, por tanto, será el responsable de la fecundación de la hembra.

El tratamiento en humanos infectados es bastante específico. Se suelen emplear tanto medicamentos tópicos como sistémicos para aquellos casos de mayor gravedad. Los medicamentos tópicos son principalmente cremas a base de permetrina o azufre, que tienen capacidad para matar a los ácaros. Y, por otro lado, y en los casos más crónicos o con un nivel de infestación superior, se administran medicamentos orales como la ivermectina, un fármaco antiparasitario muy empleado para eliminar una gran variedad de parásitos como gusanos intestinales, mosquitos, lombrices, ácaros e incluso piojos.

La sarna sarcóptica no es responsable de importantes brotes, pero es una zoonosis importante por nuestra relación con el perro como animal de compañía. Es cierto que es mucho más frecuente en animales abandonados o en condiciones de hacinamiento en albergues, pero esta infección debe tenerse en cuenta por las lesiones que es capaz de provocar en el ser humano y también por el impacto en la salud de las personas inmunodeprimidas que pueden llegar a necesitar tratamientos mucho más intensivos.

UN REPASO POR EL MUNDO DE LAS SARNAS

Sarna demodécica
Agente etiológico: *Demodex* spp.
Transmisión: sarna no zoonótica. *Demodex* vive de forma natural en la piel de muchos mamíferos, en la del perro e incluso en la del ser humano sin provocar daño. Cuando el sistema inmunitario baja la guardia, puede proliferar y causar problemas.
Síntomas: en perros aparece alopecia, es decir, pérdida de pelo, inflamación dérmica, costras y enrojecimiento. Las lesiones aparecen sobre todo en la zona de los ojos, cara y patas. En humanos puede presentarse un caso de dermatitis, aunque no muy grave.

Sarna notoédrica
Agente etiológico: *Notoedres cati*

Transmisión: sarna zoonótica. Afecta principalmente al gato y este puede contagiar al ser humano. Es menos frecuente que la sarna sarcóptica.

Síntomas: en gatos aparecen lesiones en cara, orejas, ojos y cuello con zonas alopécicas, enrojecimiento y costras, bastante similar a la sarna del perro. Los humanos, que raramente se contagian, presentan un cuadro parecido, que incluye prurito, es decir, picor y erupciones en las zonas de contacto.

Sarna psoróptica

Agente etiológico: *Psoroptes* spp.

Transmisión: sarna zoonótica que afecta a animales de granja, como caballos, ovejas y vacas.

Síntomas: en animales aparece prurito, alopecia y lesiones cutáneas. En ovejas puede provocar una enfermedad llamada *sarna de la oveja*, con un impacto directo en su producción. Los humanos se contagian en muy pocas circunstancias y presentan un prurito mucho menos intenso en comparación al resto de sarnas.

Sarna cheyletiella

Agente etiológico: *Cheyletiella* spp.

Transmisión: sarna zoonótica que afecta sobre todo a perros, gatos y conejos. También se conoce como *sarna caminante*, pues es posible ver a los ácaros caminar sobre la piel.

Síntomas: en animales, aparte de la alopecia y el prurito, es característico que aparezcan escamas o costras en la piel, especialmente en la zona de la espalda. En humanos es bastante poco frecuente, y aparece prurito y erupciones leves localizadas.

UN PARÁSITO QUE SE OCULTA
EN LOS QUISTES: HIDATIDOSIS

La palabra hidatidosis procede del griego *hydatis*, que significa 'quiste de agua' o 'vejiga'. Este término hace referencia a los característicos quistes hidatídicos llenos de líquido que se forman en diferentes órganos del cuerpo, especialmente en el hígado y en los pulmones.

Esta enfermedad recibe también el nombre de *equinococosis*, término que deriva del género del parásito responsable *Echinococcus*. El nombre *Echinococcus* proviene del griego *echinos*, que significa 'erizo', por la forma espinosa del parásito.

La hidatidosis o equinococosis es una zoonosis que afecta a diferentes especies animales y también al ser humano. Aunque se encuentra en todo el mundo, es más prevalente en zonas rurales o en ganaderías, pues estos ambientes favorecen el contacto entre los huéspedes definitivos (principalmente el perro) y los huéspedes intermediarios (el ganado).

Aunque la mortalidad asociada a la enfermedad es baja, el impacto económico que genera es considerable. La presencia de quistes viables hace imposible la comercialización de los animales afectados, lo que representa un gasto económico importante para los ganaderos. Además, los tratamientos médicos necesarios son costosos, lo que significa que muchas veces sean inviables.

ECHINOCOCCUS GRANULOSUS Y ECHINOCOCCUS MULTILOCULARIS

El parásito responsable de la hidatidosis cística es *E.granulosus*, mientras que *E. multilocularis* es el causante de la hidatidosis alveolar. Ambos pertenecen a la familia Taeniidae (tenias o cestodos).

Echinococcus es una tenia diminuta que afecta principalmente a los intestinos de carnívoros, como perros, lobos y gatos salvajes. La fase larval del parásito es la que provoca enfermedad en los humanos y en los huéspedes intermediarios.

La enfermedad es zoonótica, ya que el hombre se contagia al estar en contacto directo con perros infectados o con su saliva. También es posible contagiarse al consumir alimentos o agua contaminados con huevos del parásito y al manipular alimentos contaminados, como carne o vísceras con quistes.

CICLO BIOLÓGICO

En el ciclo biológico participan tanto huéspedes definitivos como huéspedes intermediarios.

Huéspedes definitivos: animales *carnívoros*, como lobos, perros o gatos salvajes, donde el parásito alcanza su forma adulta en los intestinos.

Los huéspedes definitivos se infectan al ingerir partes de órganos o músculos de los huéspedes intermediarios infectados con quistes. La práctica de riesgo principal es comer carne cruda o mal cocinada de los animales infectados.

Huéspedes intermediarios: animales *herbívoros*, como ovejas, vacas, cerdos o caballos, y, de forma accidental, el ser humano. Estos huéspedes se infectan al ingerir los huevos excretados por los carnívoros infectados. Los huevos eclosionan en el intestino y liberan las oncosferas. Estas atraviesan la pared intestinal y alcanzan el torrente sanguíneo para diseminarse por el organismo. Las oncosferas suelen alojarse en los pulmones, en los riñones o en el hígado, e incluso pueden llegar a atravesar la barrera hematoencefálica y alcanzar el cerebro. En cada órgano, las oncosferas se desarrollan y forman los quistes hidatídicos.

HIDATIDOSIS PULMONAR Y HEPÁTICA

La enfermedad suele ser asintomática en sus fases iniciales y los síntomas dependen de la localización y del tamaño de los quistes.

En la *hidatidosis hepática,* la más común, aparece una hepatomegalia (incremento del tamaño del hígado), dolor abdominal y síntomas como náuseas y vómitos.

Por otro lado, en la *hidatidosis pulmonar* aparecen signos respiratorios, como disnea (dificultad para respirar), tos persistente e incluso hemoptisis (expectoración de sangre).

El mayor riesgo asociado a la presencia de estos quistes es su posible ruptura, ya que esto puede desencadenar una reacción alérgica tan intensa que puede llegar a ser letal. De hecho, en casos graves puede ser necesario realizar una cirugía para extirpar estos quistes hidatídicos.

CARNE PARA CONSUMO

En cuanto al consumo de carne, existen regulaciones que varían según el país o la región, pero casi todas incluyen las siguientes consideraciones:

- **Inspección veterinaria obligatoria**: la carne destinada al consumo humano ha de ser inspeccionada por veterinarios oficiales antes de ponerse a la venta. Si se hallaran quistes en los pulmones o en el hígado, la carne debe ser inspeccionada y analizada para valorar si es apta para el consumo.
- **Órganos infectados**: los órganos con quistes de *Echinococcus* deben destruirse para evitar la propagación del parásito.
- **Tratamiento de la carne muscular infectada**: la normativa en algunos países obliga a, en el caso de detectarlos, eliminar los quistes antes de comercializar la carne. En otros casos, tras un análisis minucioso, se puede descartar aquella parte del animal afectada y comercializar la parte sana. Igualmente, ante el riesgo, muchos países en sus regulaciones han prohibido realizar este procedimiento.
- **Control sanitario de nuevos individuos**: los animales nuevos que ingresan en una granja deben proceder de zonas de bajo riesgo. Algunos países incluso realizan pruebas diagnósticas de detección de *Echinococcus* antes de su sacrificio.
- **Educación ciudadana**: a través de la puesta en marcha de programas que informen a la ciudadanía sobre los riesgos asociados al consumo de carne mal cocinada o cruda y sobre la importancia de una correcta higiene en la manipulación de alimentos.
- **Control sanitario en zonas endémicas**: en zonas con una alta incidencia se realizan programas de control sanitario que incluyen tratamientos antiparasitarios en perros.

Además de las recomendaciones y regulaciones, es necesario aplicar medidas preventivas generales, como, por ejemplo, evitar que los perros y las personas consuman carne cruda o vísceras, mantener una correcta higiene lavándose las manos después de manipular tierra o vísceras y cocinar de forma completa la carne de corderos, caballos y vacas.

La hidatidosis resalta la importancia de controlar la salud animal en las explotaciones ganaderas, ya que su impacto sobre la salud pública y la economía puede llegar a ser considerable. La frase «somos lo que comemos» también tiene cabida en este contexto.

UNA DE LAS INFECCIONES PARASITARIAS MÁS COMUNES: GIARDIOSIS

La infección intestinal con más incidencia en el mundo es causada por el parásito *Giardia intestinalis*, también coonocido como *Giardia lamblia* o *duodenalis*.

Este parásito flagelado tiene capacidad para infectar el intestino delgado de sus huéspedes y se caracteriza por presentar dos formas parasitarias. El quiste es la forma infectante del parásito, presente en el ambiente y con gran resistencia a condiciones adversas. Y la forma parasitaria del trofozoíto, que es la forma activa que se aloja en el intestino delgado y se alimenta de los nutrientes que consume el huésped.

La transmisión hacia el ser humano se produce por consumir agua contaminada. El quiste de *Giardia* suele estar en agua dulce contaminada, como ríos, lagos e incluso fuentes de agua potable sin tratar. El consumo de alimentos contaminados con heces infectadas con quistes también es una fuente importe de infección, al igual que el contacto directo con personas o animales infectados y el fecalismo animal. Los animales pueden ser, como sabemos, portadores del parásito y, en determinadas circunstancias, personas con ciertas patologías de salud mental, como los trastornos obsesivo-compulsivos, pueden llevar a cabo la práctica de ingerir heces contaminadas y contraer de esta manera la enfermedad.

Cuadro gastrointestinal

La sintomatología puede ser de leve a severa en función del estado inmunitario del afectado. Los signos gastrointestinales más significativos son la diarrea acuosa y muy maloliente, el dolor abdominal asociado, naúseas y vómitos, flatulencias e hinchazón abdominal.

El cuadro suele aparecer entre 1-3 semana postexposición y pueden durar incluso semanas en remitir. En algunos caso se produce una giardiosis crónica, lo que provoca una mala absorción de los nutrientes en el intestino.

El diagnóstico de la enfermedad es relativamente sencillo tras la observación microoscópica de los quistes o trofozoítos en las heces. Aunque también se han ideado pruebas antigénicas y moleculares para detectar al parásito.

Existen tratamientos efectivos contra la enfermedad, el fármaco más empleado es el metronidazol, aunque de manera menos frecuente también se usan el tinidazol o la furazolidona. La terapia farmacológica debe ir siempre acompañada de un tratamiento sintomático con el fin de contrarrestar la posible deshidratación provocada por las diarreas tan profusas que aparecen en los casos de mayor gravedad.

Conocimiento, herramienta de prevención

Conocer las vías de transmisión, en este caso de un parásito, permite saber también cuáles son las precauciones que se deben tomar para evitar la infección. La correcta higiene personal (especialmente después de ir al baño y antes de cocinar), el tratamiento del agua con cloro para matar a los quistes, el lavado de los alimentos (especialmente de las verduras y las frutas que se comen crudas) y el manejo adecuado de los animales para garantizar una higiene correcta son medidas de prevención fundamentales.

Los animales domésticos y de granja son portadores comunes de *Giardia*, por lo que se han de practicar controles higiénicos en las granjas, además de controles de roedores.

Como en todo, la educación de la ciudadanía es indispensable, en especial en áreas rurales o de alto riesgo. Implementar en estas zonas campañas de concienciación y de formación acerca de las principales medidas higiénicas resulta fundamental.

Conviene destacar que los niños son una fuente de riesgo importante. Su tendencia natural por jugar en el suelo o por ponerse objetos en la boca para explorar hace que sean un blanco fácil para las enfermedades infecciosas. En el caso de los niños, la buena actuación de sus padres, adoptando una serie de normas higiénicas, constituye la medida preventiva más eficaz.

Un dato curioso es que *Giardia intestinalis* es bastante común en los osos. Muchas especies de osos, como por ejemplo los osos grizzly, son portadores asintomáticos de este parásito.

Como dato final, destacamos que existen evidencias claras sobre la antigua presencia de *Giardia*, pues se han encontrado fósiles de este parásito en heces prehistóricas. ¡Una verdadera reliquia, aunque escatológica, del pasado!

TOXOCARIASIS, LA ENFERMEDAD OLVIDADA

Pese a ser una de las zoonosis parasitarias más comunes es a menudo mal diagnosticada, por lo que se ha ganado el nombre de «enfermedad olvidada».

La toxocariasis es causada por los parásitos *Toxocara canis*, el gusano redondo del perro, y por *Toxocara cati*, el gusano redondo del gato. Los animales afectados, principalmente el perro y el gato, pueden mantener al parásito en su interior sin que les produzca ningún daño, pero, cuando infectan al ser humano, este puede manifestar un cuadro más o menos grave.

Ciclo de vida de *Toxocara*

Los perros y los gatos, huéspedes definitivos: tanto los perros como los gatos albergan al parásito en su intestino delgado, donde los machos y las hembras adultos se reproducen y ponen huevos. Estos huevos son excretados a través de las heces al ambiente, y, al cabo de dos o cuatro semanas, terminan de desarrollarse y están listos para infectar a un nuevo huésped. Los huevos son una forma de resistencia del parásito, su cobertura les permite sobrevivir en condiciones extremas, tanto a las bajas temperaturas como a la acción directa de la radiación ultravioleta.

Humanos y otros animales, huéspedes intermediarios: los humanos y otros animales, como los conejos o los roedores, pueden actuar como huéspedes intermediarios si se encuentran en contacto con los huevos del parásito, que suelen estar en el suelo, en el agua, en la arena o en superficies. Cuando los huevos de *Toxocara* son ingeridos, se liberan en el intestino delgado, y, a través del torrente sanguíneo, llegan a los diferentes órganos, mostrando predilección por el hígado, el cerebro, los pulmones y los ojos. Cuando las larvas llegan a los diferentes órganos y tejidos, no pueden acabar su ciclo vital, ya que, como ya sabemos, este se completa en el huésped definitivo. Como consecuencia, las larvas permanecen en forma de quistes y producen el cuadro clínico. Si se instalan en los ojos, pueden provocar falta de visión si no se trata de forma adecuada. Si llegan a las distintas visceras, causan síntomas como fiebre, tos, dolor abdominal, e inflamación en hígado y riñones. De nuevo los niños son la población más vulnerable a causa de su frecuente contacto con el suelo.

SUBESTIMANDO EL RIESGO

Esta enfermedad se considera olvidada, además de por la dificultad de diagnóstico, por la falta de concenciación de la comunidad científica. La sintomatología es muy similar a otras enfemedades, pues puede incluir procesos respiratorios o trastornos inmunitarios. Otro inconveniente es la necesidad de realizar pruebas serológicas específicas frente a *Toxocara* para poder confirmar el diagnóstico.

Por otro lado, aunque la toxocariasis es común, sobre todo en zonas con alta concentración de perros y gatos, no se tiene suficiente concienciación. Las personas no asocian habitualmente a sus mascotas con la probabilidad de contraer enfermedades zoonóticas, lo que lleva, por tanto, a subestimar el riesgo.

Además, el hecho de que sea una enfermedad de curso lento, es decir, que no progresa de forma rápida, no ayuda tampoco a su identificación. La toxocariasis puede ser crónica o de curso muy lento, lo que hace que los signos clínicos sean mucho menos evidentes. Es cierto que la mortalidad ocasionada por esta zoonosis es baja, lo que tampoco ayuda a la percepción del riesgo, subestimando sus efectos.

Por todos estos motivos, resulta crucial fomentar la educación sobre la toxocariasis, mejorar las herramientas diagnósticas y fortalecer las medidas preventivas para reducir su impacto.

RESUMEN DE LAS PRINCIPALES ZOONOSIS PARASITARIAS

Zoonosis	Agente patógeno	Vías de transmisión	Contagio	Tratamiento	Profilaxis
Toxoplasmosis	*Toxoplasma gondii*	Contacto con heces de gatos infectados; consumo de carne cruda o vegetales contaminados	Animal a humano, rara vez humano a humano	Antiparasitarios (pirimetamina, sulfadiazina)	Evitar contacto con heces de gatos; cocinar bien los alimentos; higiene
Giardiasis	*Giardia duodenalis*	Ingestión de agua o alimentos contaminados; contacto con heces infectadas	Animal a humano, rara vez humano a humano	Antiparasitarios (metronidazol)	Higiene personal; agua potable; desparasitación regular

Zoonosis	Agente patógeno	Vías de transmisión	Contagio	Tratamiento	Profilaxis
Toxocariasis	*Toxocara canis, Toxocara cati*	Ingestión de huevos en suelo contaminado o contacto con animales infectados	Animal a humano, no humano a humano	Antiparasitarios (albendazol)	Desparasitación regular de mascotas; higiene personal
Dipilidiasis	*Dipylidium caninum*	Ingestión accidental de pulgas infectadas	Animal a humano, rara vez humano a humano	Antiparasitarios (praziquantel)	Control de pulgas en animales de compañía; higiene ambiental
Echinococcosis	*Echinococcus granulosus, E. multilocularis*	Ingestión de huevos en heces de perros infectados	Animal a humano, no humano a humano	Quimioterapia (albendazol) o cirugía	Desparasitación de perros; evitar consumo de vísceras crudas y manejo adecuado de vísceras
Sarna sarcóptica	*Sarcoptes scabiei*	Contacto directo con animales infectados	Animal a humano, no humano a humano	Tratamientos tópicos y sistémicos (ivermectina)	Tratamiento temprano de animales infectados; higiene
Leishmaniasis	*Leishmania infantum*	Picadura de flebótomos infectados	Animal a humano, rara vez humano a humano	Antimoniales pentavalentes; miltefosina	Uso de collares repelentes en perros; control de flebótomos

Zoonosis	Agente patógeno	Vías de transmisión	Contagio	Tratamiento	Profilaxis
Anquilostomiasis	*Ancylostoma* spp.	Contacto con suelo contaminado; larvas penetran en la piel	Animal a humano, no humano a humano	Antiparasitarios (albendazol, mebendazol)	Uso de calzado; higiene personal
Hidatidosis	*Echinococcus granulosus*	Ingestión de huevos en alimentos o agua contaminados con heces de perros infectados	Animal a humano, no humano a humano	Quimioterapia (albendazol), cirugía	Desparasitación de perros; manejo adecuado de vísceras
Teniasis/ Cisticercosis	*Taenia solium*, *Taenia saginata*	Consumo de carne de cerdo o de res cruda o mal cocinada	Animal a humano, rara vez humano a humano	Antiparasitarios (praziquantel, albendazol)	Cocción adecuada de carne; inspección sanitaria
Criptosporidiosis	*Cryptosporidium* spp.	Ingestión de agua o alimentos contaminados; contacto con heces infectadas	Animal a humano, rara vez humano a humano	Antiparasitarios (nitazoxanida)	Agua potable; higiene personal; manejo sanitario de animales infectados
Balantidiasis	*Balantidium coli*	Consumo de agua o alimentos contaminados con heces de animales infectados	Animal a humano, rara vez humano a humano	Antibióticos (tetraciclina)	Higiene personal; acceso a agua potable

Zoonosis	Agente patógeno	Vías de transmisión	Contagio	Tratamiento	Profilaxis
Angios-trongiliasis	*Angiostron-gylus canto-nensis*	Consumo de caracoles o babosas contamina-das; alimentos contami-nados	Animal a humano, no humano a humano	Soporte sintomático, corticoste-roides en casos graves	Evitar con-sumo de caracoles y alimentos crudos

Fuente: Elaboración propia.

REFERENCIAS BIBLIOGRÁFICAS

Debré, P. (1994). *Louis Pasteur*. Johns Hopkins University Press.

Geison, G. L. (1995). *The Private Science of Louis Pasteur*. Princeton University Press.

Heymann, D. L. (2020). *Control of Communicable Diseases Manual* (20th ed.). APHA Press.

Jones, K. E., Patel, N. G., Levy, M. A., Storeygard, A., Balk, D., Gittleman, J. L., & Daszak, P. (2008). *Global trends in emerging infectious diseases. Nature, 451*(7181), 990-993.

Karesh, W. B., Dobson, A., Lloyd-Smith, J. O., Lubroth, J., Dixon, M. A., Bennett, M., & Ecology of Zoonoses Group. (2012). *Ecology of zoonoses: Natural and unnatural histories. The Lancet, 380*(9857), 1936-1945.

Murphy, F. A. (2017). *Emerging zoonoses: The challenge for public health and biodefense*. Academic Press.

Pasteur, L. (1868). *Lettre à la Faculté de Médecine de Bonn sur le refus du titre honorifique de docteur en médecine. Archives de l'Institut Pasteur, 2,* 112-115.

Pasteur, L. (1885). *Méthode pour prévenir la rage après morsure. Comptes Rendus de l'Académie des Sciences, 101,* 765-772.

Schwabe, C. W. (1984). *Veterinary Medicine and Human Health* (3rd ed.). Williams & Wilkins.

Smith, D. L., & McElroy, W. M. (2010). *Rabies: Scientific foundations and clinical applications*. Elsevier.

Taylor, L. H., Latham, S. M., & Woolhouse, M. E. (2001). *Risk factors for human disease emergence. Philosophical Transactions of the Royal Society of London. Series B: Biological Sciences, 356*(1411), 983-989.

World Health Organization (WHO). (2022). *Zoonotic diseases: A guide to prevention and control*. WHO Press.

Este libro se terminó de imprimir
en el mes de marzo de 2025
en Industria Gráfica Anzos (Madrid).